Patricia Dupin. Die Gynäkologin arbeitet seit 1985 an der Universitätsklinik Baudeloque des Hôpital Cochin. Ihre medizinischen Ziehväter waren Prof. Claude Sureau und später Prof. Jean-Bernard Dubuisson. Patricia Dupin ist Mitglied des *Collège de gynécologie médicale* und der *Société française de colposcopie*.

Frédérique Hédon. Die Psychosomatikerin hat 1985 eine Sexologie-Sprechstunde am Hôpital Henri-Mondor eingerichtet. Ihr medizinischer Ziehvater war Dr. Robert Gellmann von der *École française de sexologie* am Hôpital Necker. Frédérique Hédon ist aktives Mitglied der *Association interhospitalo-universitaire de sexologie*, widmet sich nebenher der Organisation von Kolloquien und verfaßt Artikel für Frauen- und medizinische Fachzeitschriften.

Beide Frauen haben im Laufe ihrer langjährigen Berufspraxis gelernt, wie wichtig es ist, ihren Patientinnen und Patienten zuzuhören, und sie haben ein gutes Gespür und umfassendes Verständnis für die verschiedenen Facetten der weiblichen Sexualität entwickelt.

PATRICIA DUPIN · FRÉDÉRIQUE HÉDON

DIE WEIBLICHE SEXUALITAT

Ausführungen zum besseren Verständnis
Anregungen zum Nachdenken

Aus dem Französischen von
Pia Eisold-Schoppe

BLT

BLT
Mensch & Wissen
Band 37

1. Auflage: Juli 2000

BLT ist ein Imprint der Verlagsgruppe Lübbe

Deutsche Erstveröffentlichung
Der Titel der französischen Originalausgabe
LA SEXUALITÉ FÉMININE
ist in der *Collection DOMINOS* erschienen.

Lektorat: Nicola Bartels/Vera Thielenhaus
Reihenkonzeption und Einbandgestaltung: © by Flammarion
Satz: Rolf Woschei
Druck und Verarbeitung: Groupe Hérissey, Évreux Cedex
Printed in France
ISBN 3-404-93037-1

Sie finden uns im Internet unter
http://www.luebbe.de

Der Preis dieses Bandes versteht sich einschließlich
der gesetzlichen Mehrwertsteuer.

Inhaltsverzeichnis

Fachbegriffe, die im Glossar näher erläutert werden,
sind bei ihrer erstmaligen Erwähnung im Text
mit einem * gekennzeichnet.

Vorwort

Ganz gleich, ob wir nun Gynäkologen oder Sexologen sind, die tägliche Praxis zeigt uns immer wieder, wie schwierig es für Frauen ist, über ihre sexuellen Nöte und Bedürfnisse zu sprechen.

Heute sind »intime Fragen« ein wesentlicher Bestandteil unserer Arbeit und zeugen vom Vertrauen, das uns die Frauen entgegenbringen. Wir möchten im Verlauf dieses Buches versuchen, unser Wissen über die weibliche Anatomie, Physiologie und über die Rolle der Hormone – zumindest teilweise – an Sie weiterzugeben; und wir möchten Ihnen unsere Behandlungsmethoden erklären, ganz gleich, ob diese nun die Gynäkologie im allgemeinen oder die Sexologie im speziellen oder sogar, was nicht selten der Fall ist, beide Bereiche zugleich betreffen.

Seit der Entwicklung wirksamer Methoden zur Empfängnisverhütung sind Fortpflanzung und weibliche Sexualität nicht mehr zwingend miteinander verbunden. Das Verständnis von der sexuellen Erfüllung hat sich binnen weniger Jahrzehnte derart gewandelt, daß sich die Frauen nun mit der Komplexität ihrer eigenen Sexualität konfrontiert sehen.

Kenntnisse der weiblichen Anatomie und Physiologie sind unerläßlich, um die sexuellen Funktionsmechanismen verstehen und begreifen zu können. Denn zahlreich Organe sind in diese Mechanismen eingebunden. Dieses Wissen um den Körper trägt zwar wesentlich zur Entfaltung der eigenen Sexualität bei, reicht jedoch allein nicht aus, um das sexuelle Erleben der Frau vollends zu erklären. Es sind insbesondere auch symbolische und emotionale Aspekte sowie das Erleben der partnerschaftlichen Beziehung, die die Vielfältigkeit und Komplexität der menschlichen Sexualität ausmachen. Beim Vergleich zwischen weiblicher und männlicher Sexualität zeigt sich hierbei, daß den Männern durch die Notwendigkeit der Erektion die »mechanische« Seite ihrer Sexualität stets bewußt ist, während die sexuelle Anatomie der Frauen häufig eine Art Mysterium zu sein scheint – was sie zwar nicht daran hindert, ihrerseits Lust und Vergnügen zu verspüren; doch auf eine offenbar andere Art und Weise als Männer. Im zweiten Teil des Buches versuchen wir, die sexuelle Identität der Frau zu ergründen und zu erklären, weshalb Frauen, die ein insgesamt ausgeglichenes Sozial-, Gefühls- und Berufsleben führen, ein oftmals unausgeglichenes Lustempfinden haben.

Frau bei der Morgentoilette
»Die Schönheit ist nur das Versprechen vom Glück.« (Stendhal, De l'amour *(1822, dt.:* Über die Liebe, *1. Buch, 17. Kapitel) Unabhängig vom Alter versucht die Frau, ihre Schönheit und Verführungskraft in dem Bild zu erkennen, das der Spiegel ihr zurückwirft. Sich schön zu machen durch Frisur, Schminke, Parfum, Schmuck ... bedeutet für sie, sich selbst mehr zu lieben, mehr geliebt zu werden und jenen mehr zu lieben, den sie hierdurch verführen möchte. Christoffer Wilhelm Eckersberg,* Femme devant un miroir *(»Frau vorm Spiegel«), Kopenhagen, Den Hirschsprungske Samling.*
Ph. © AKG Photo.

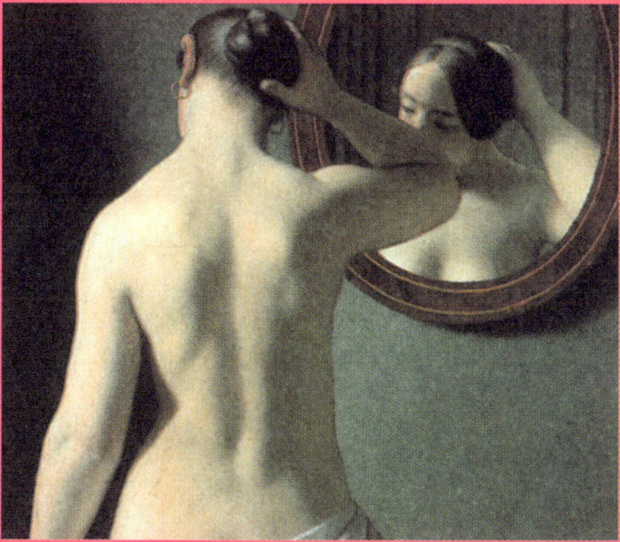

Der weibliche Körper

Seinen Körper kennen: Die Geschlechtsorgane

Warum wissen Frauen so wenig von ihrem Körper und insbesondere von ihren Geschlechtsorganen? Warum weigern sich so viele hinzusehen und anzufassen? Dabei würden bereits ein einfacher Spiegel und eine gute Abbildung helfen, dem eigenen Körper näherzukommen ...

Die äußeren Geschlechtsorgane

Der Begriff »Vulva« (die weibliche Scham) bezeichnet die äußeren Genitalien der Frau. Die Vulva befindet sich zwischen dem *Mons pubis* (»Schamhügel« oder »Venusberg«) im vorderen und dem Perineum* im hinteren Schambereich. Letzteres besteht im wesentlichen aus Muskeln, die den Spalt der Vulva und den After (Anus) voneinander trennen und beidseitig von der Verlängerung des Leistenbandes eingesäumt sind. Mit Beginn der Pubertät setzt die Behaarung des Schamhügels ein, die von Frau zu Frau hinsichtlich Dichte, Struktur und Farbe variiert. Die Schambehaarung bedeckt die Vulva in Form eines Dreiecks, dessen Ränder allerdings nicht immer exakt begrenzt sind, so daß die Schamhaare unter Umständen in Richtung Innenschenkel und sogar bis zum Bauchnabel wachsen können.

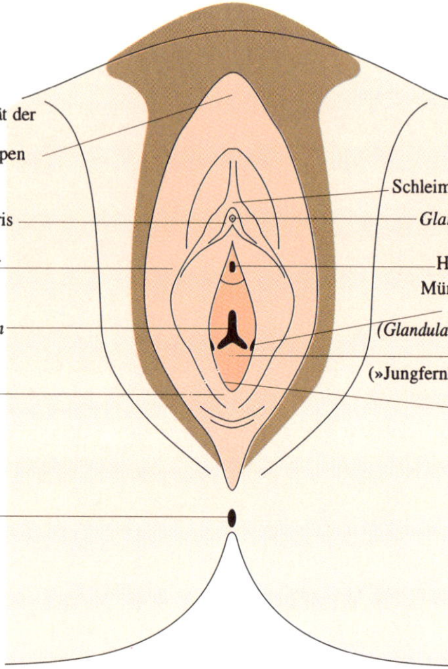

Die äußeren Geschlechtsorgane
Im Gegensatz zu den inneren können die äußeren Geschlechtsorgane von jeder Frau mit einem Spiegel betrachtet und erkundet werden. Häufig im Blickpunkt der anatomischen Diskussion: die kleinen Schamlippen, die ausgeprägter entwickelt sein können als die äußeren großen Schamlippen.

Die Vulva besteht aus mehreren deutlich erkennbaren Bereichen. Da gibt es zunächst die paarige »große Schamlippe«, eine fettreiche außen behaarte Hautfalte mit Talg- und Schweißdrüsen, die den Spalt der Vulva umschließt und sich vorne in Höhe des *Mons pubis* vereinigt. Die paarige »kleine Schamlippe« ist eine Hautfalte aus Bindegewebe und mehrschichtigem, an der Außenseite schwach verhorntem Plattenepithel* (zelluläres Deckgewebe) mit Talgdrüsen. Sie wird auch als »Nymphe« bezeichnet (lat. *nympha*; grch. *nymphe* = »Mädchen«, »Braut«; in der griechischen Mythologie waren Nymphen weibliche Naturgottheiten, die auf Bäumen, sowie in Quellen und Grotten lebten). Die kleinen Schamlippen liegen eingebettet inmitten der großen Schamlippen und vereinigen sich vorne in Höhe der Klitoris. Bisweilen sind sie recht groß und ragen weit heraus, so daß die betroffenen Frauen nicht selten die Hilfe eines Schönheitschirurgen in Anspruch nehmen, um sie verkleinern zu lassen. Es kann außerdem vorkommen, daß sie gänzlich fehlen bzw. asymmetrisch verlaufen.

Die Klitoris oder der »Kitzler« ist ein 1 bis 3 Zentimeter kleines Organ, das aus einer Eichel *(Glans clitoridis)* und zwei Schwellkörpern* besteht. Deren Struktur ist mit der Struktur jener Schwellkörper identisch, die sich im männlichen Glied befinden und dessen Erektion ermöglichen. Die *Glans clitoridis* ist mit einer der männlichen Vorhaut vergleichbaren Schleimhaut überzogen. Diese ist aufgrund der reichlich vorhandenen Nervenendkörperchen sehr reizempfindlich, so daß durch ihre Stimulation, wie wir später noch sehen werden, ein Orgasmus ausgelöst werden kann.

Zur Vulva gehört außerdem der von den kleinen Schamlippen umschlossene Scheidenvorhof *(Vestibulum vaginae*)*. In ihn mündet die Harnröhre (Urethra), der unterste Abschnitt der Harnwege, die vom Blasenmund bis zur Vulva führt und den Urin transportiert. Dieser Kanal ist sehr entzündungsanfällig, wobei die klassische Harnröhrenentzündung (Urethritis) nicht zu verwechseln ist mit der Cystitis, einer Entzündung der Harnblase.

Die Bartholinsche Drüse (*Glandula vestibularis major*, »Scheidenvorhofdrüse«) sitzt beidseitig am Hinterrand der Vorhofschwellkörper und mündet seitlich des Scheideneingangs. Ihre Größe ist je nach Lebensabschnitt sehr variabel: Bis zur Pubertät ist sie klein, nimmt dann sehr rasch an Volumen zu und schrumpft zur Menopause hin wieder etwas zusammen. Eine Entzündung der Drüsen (Bartholinitis), in deren Verlauf diese faustgroß anschwellen können, macht jeglichen Geschlechtsverkehr unmöglich. Lange Zeit wurde angenommen, die Bartholinsche Drüse sei für den Geschlechtsakt von physiologischer Bedeutung, was sich mittlerweile jedoch als falsch erwiesen hat.

Der *Bulbus* vestibuli* hingegen spielt hierfür eine wesentliche Rolle. So bezeichnet man das Venengeflecht beiderseits des Scheidenvorhofs in den kleinen Schamlippen, es entspricht dem *Corpus spongiosum penis* (»Harnröhrenschwellkörper«) beim Mann. Im frühen Embryonalstadium sind die männlichen und weiblichen Geschlechtsorgane in der Tat vergleichbar. Durch die Chromosomen, welche die Geschlechtsentwicklung bestimmen (die Gonosomen, beim Menschen das X- und das Y-Chromosom), kommt es schließlich jedoch zu einer spezifischen geschlechtlichen Differenzierung. Bei der Frau ist der *Bulbus* entlang der *Linea mediana* durch den Scheidenvorhof zweigeteilt. Im Zuge der sexuellen Stimulation strömt das Blut in die klitoralen Schwellkörper, füllt deren Hohlräume (Alveolen) und bewirkt dadurch ihr Anschwellen. Die Klitoris befindet sich nun im Zustand der Erektion, ähnlich dem Penis, weshalb sie häufig auch als »Miniatur-Penis« bezeichnet wird.

In zahlreichen afrikanischen Ländern ist auch heute noch die Beschneidung junger Mädchen (bisweilen sogar im Kleinkindalter) üblich. Hierbei wird eine Ausschneidung der Klitoris und/oder der kleinen und großen Schamlippen vorgenommen, anschließend wird entweder nur der untere Teil der Scheide zugenäht, oder die Schamlippen werden zwecks Verhinderung von Masturbation und Beischlaf nahezu vollständig verschlossen (Infibulation). Übrig bleibt nach diesem Eingriff nur noch eine schmale Öffnung zum Abfließen des Menstruationsblutes. Neben der beabsichtigten Minderung des Lustempfindens bedeutet dieses Ritual ein ernsthaftes Gesundheitsrisiko für die Frauen, da sich infolge des Eingriffs zahlreiche Komplikationen ergeben: von unmittelbar nach dem Eingriff auftretenden Infektionen, die nicht selten tödlich verlaufen, bis hin zu Problemen bei der Geburt. Im Kampf gegen diese archaischen Praktiken, die außer in Afrika auch noch in zahlreichen anderen Ländern üblich sind, sogar in Frankreich, begegnet man häufig noch dem Widerstand der betroffenen Frauen, die die Folgen eines Umsturzes ihrer angestammten Bräuche fürchten.

Das Hymen oder »Jungfernhäutchen« ist eine den Scheidengang verschließende Schleimhautfalte mit kleiner Öffnung, die in Form und Größe variiert und durch die das Blut der Menstruation fließen kann. Beim ersten Geschlechtsverkehr reißt das zarte Häutchen in der Regel durch den Druck des eindringenden erigierten Penis ein. Die Frau verspürt bei dieser als Defloration bezeichneten »Entjungferung« einen Schmerz, der je nach den anatomischen und psychologischen Faktoren unterschiedlich stark sein kann. Folge der Penetration ist meist eine kurze Blutung.

Nur eine gynäkologische Untersuchung kann Aufschluß darüber geben, ob das Hymen intakt ist. Durch die Verwendung von Tampons wird bei jungen Mädchen dieses zarte Häutchen oftmals frühzeitig gedehnt oder

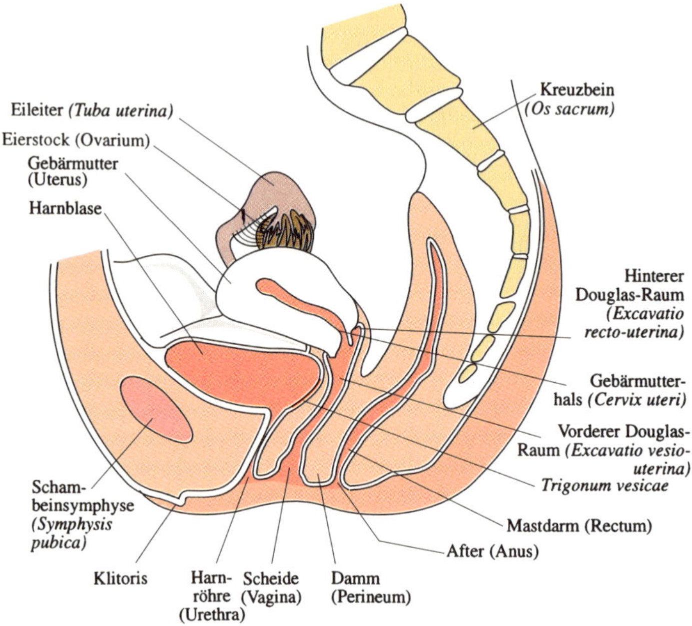

Die inneren Geschlechtsorgane
Frauen haben häufig nur eine ungenaue Vorstellung von ihrer Vagina, die ihnen kleiner erscheint, als sie tatsächlich ist, und deren Geschmeidigkeits- und Dehnbarkeitsgrad sie häufig unterschätzen.

zerstört. Generell sollten aufklärende Gespräche mit dem Gynäkologen/der Gynäkologin die jungen Frauen auf den ersten Beischlaf vorbereiten.

Die inneren Geschlechtsorgane

Der innere Geschlechtsapparat der Frau besteht aus den Eierstöcken, zwei Drüsen, die Eizellen produzieren; aus zwei Eileitern *(Tuba uterina),* die das Ei nach der

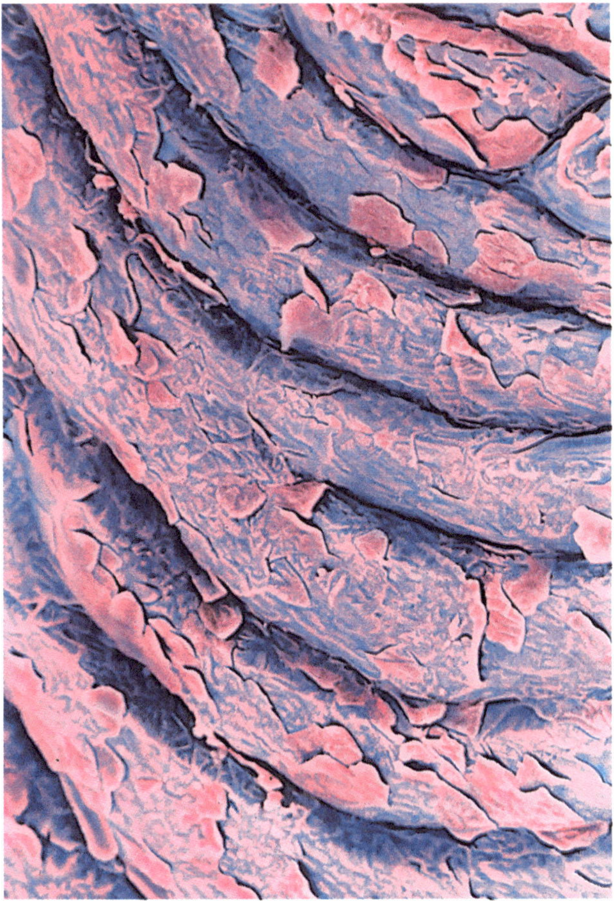

Plattenepithel der Scheide
Die Zellen der obersten Schicht des Scheidenepithels reagieren empfindlich auf östrogene Hormone. Der von ihnen abgesonderte Schleim bedeckt die Oberfläche der Scheide als Film und verleiht ihr dadurch eine gute Gleitfähigkeit (vaginale Lubrikation).
Ph. © M.-P.Motta/SPL/Cosmos.

Ovulation auffangen und es in die Gebärmutter (Uterus) weiterleiten; aus der Gebärmutter, in der sich das befruchtete Ei einnistet und die Schleimhaut gebildet wird, die bei der Menstruation abgestoßen wird; und schließlich der Scheide, dem Organ der Kopulation (lat. *vagina* = »Scheide«).

Die Scheide ist ein etwa acht Zentimeter langes, sehr dehnbares, eine Muskelschicht aufweisendes Rohr, das vom Gebärmutterhals *(Cervix uteri)* bis zum Scheidenvorhof reicht. Sie liegt unterhalb der Gebärmutter in der Beckenhöhle *(Cavitas pelvis)* zwischen Mastdarm (Rectum) und Harnblase. Durch ihre Dehnbarkeit kann sich die Scheide der Größe des männlichen Gliedes anpassen. Ihre Fähigkeit zur Hormonaufnahme – insbesondere zur Resorption von Östrogenen* – sowie ihre Gefäßversorgung gewährleisten eine konstant gute Befeuchtung und Gleitfähigkeit, die wiederum das Eindringen des Penis beim Beischlaf erleichtert.

Von Geburt an finden sich in der normalen Scheidenflora Lactobacillus-Bakterien, auch Döderlein-Stäbchen genannt, die von wesentlicher Bedeutung sind: Sie schaffen ein schwach saures Milieu und schützen dadurch die Scheide äußerst wirksam vor Krankheitserregern.

Die Gebärmutter ist in drei Teile gegliedert: Gebärmutterhals *(Cervix uteri)*, Körper *(Corpus uteri)* und innerer Muttermund *(Isthmus uteri)*. Sie ist ein etwa in der Mitte des kleinen Beckens der Frau zwischen Harnblase und Mastdarm gelegenes birnenförmiges, muskelstarkes Hohlorgan. Die Gebärmutter, im Schnitt etwa sieben Zentimeter lang, fünf Zentimeter breit und drei Zentimeter dick, ist mit einer Schleimhaut (Endometrium) ausgekleidet, die während der Geschlechtsreife einem zyklischen Auf- und Abbau unterliegt und die Einnistung der befruchteten Eizelle ermöglicht.

Der Gebärmutterhals hat eine zylindrische Form und mündet direkt in die Scheide. Er sondert den Zervixschleim ab, eine glasklare, schleimige, dem Hühnereiweiß ähnelnde Flüssigkeit, die den Spermien die Wanderung den Eileiter hinauf erleichtert, wo sie im oberen Drittel das gesprungene Ei befruchten sollen. Die Sekretion des Zervixschleimes wird durch Ovarialhormone gesteuert: Die Schleimproduktion setzt mit dem Ende der Regelblutung ein, erreicht kurz vor dem Eisprung ihr Maximum und hält danach noch einige Tage an. Die Spermien können im Zervixschleim zwischen 24 und 48 Stunden überleben, ohne an Befruchtungskraft zu verlieren. Eine Frau kann somit auch dann noch schwanger werden, wenn sie bereits einige Tage vor dem Eisprung Geschlechtsverkehr hatte.

Die erogenen Zonen

Erogene Zonen sind ganz bestimmte Bereiche der Körperoberflächen, deren Reizung zu sexueller Erregung führt. Sie lassen sich in zwei Gruppen einteilen:

Die primären erogenen Zonen beziehen sich ausschließlich auf den Genitalbereich. Bei der Frau sind dies die *Glans clitoridis* und der Vaginalkanal. Der Mann hingegen hat nur eine einzige primäre erogene Zone: die Eichel bzw. *Glans penis*. Die Erregung dieser Zonen ist unabdingbare Voraussetzung für das Erreichen des Orgasmus.

Die sekundären erogenen Zonen, die bei der Frau sehr empfindlich sind, können ganz verschiedene Bereiche betreffen, zum Beispiel den Genitalbereich (das Geschlecht: große Schamlippen, Scham, Scheidenvorhof, Schamhügel), die Umgebung der Geschlechtsorgane

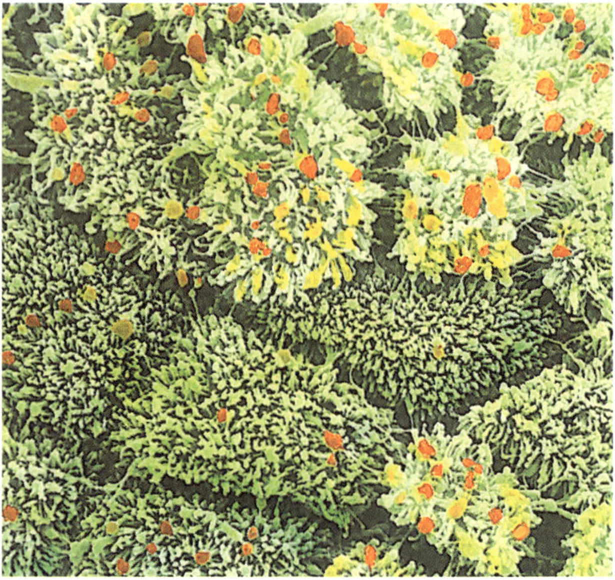

Sekretierende Zellen des Gebärmutterhalses
Die Zellen der Schleimhaut (Endometriums) des Gebärmutterhalskanals sekretieren den Zervixschleim, eine glasklare Flüssigkeit, die die Wanderung der Spermien in den Eileiter hinauf unterstützt.
Ph. © Quest/SPL/Cosmos.

(Perineum, Analkanal), insbesondere aber Zonen außerhalb des Bereichs der Geschlechtsorgane wie Lippen, Nacken, Hals, Bauch, Gesäß.

Und nicht zuletzt die weibliche Brust. Sie besteht aus einem Drüsenkörper *(Glandula mammaria)*, Fettgewebe, Bindegewebssepten und der Brustwarze *(Papilla mammae)*. Sie ist ein Gebilde aus stärker pigmentierter Haut, Bindegewebe und glatter Muskulatur, auf ihrer Spitze befinden sich die Öffnungen der Milchgänge *(Ducutus lactiferi)* der Brustdrüse. Die Brustwarze ist von der

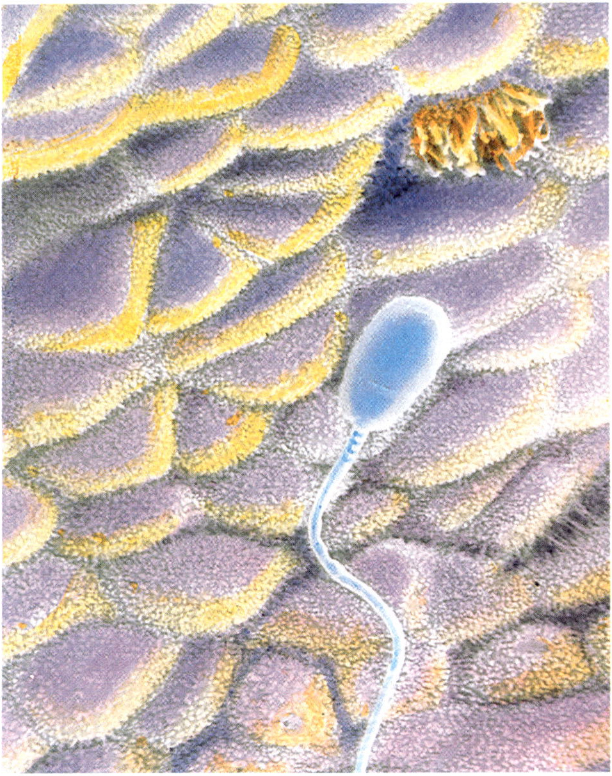

Spermium auf der Gebärmutterschleimhaut
Im Zervixschleim schwimmend, durchquert das Spermium die Gebärmutter, um im oberen Drittel des Eileiters die gesprungene Eizelle zu befruchten.
Ph © P. Motta/SPL/Cosmos.

Areola mammae (»Warzenhof«) umgeben, deren natürliche Pigmentierung variiert: Während sie bei jungen Frauen rosafarben ist, wird sie mit Beginn einer Schwangerschaft dunkler.

Das erogene Potential der Brüste, dem Sinnbild für Weiblichkeit und Verführung, ist entgegen der weitverbreiteten Meinung von Frau zu Frau sehr unterschiedlich; manche Frauen verspüren kaum Erregung bei ihrer Berührung, bei anderen wiederum kann die Erregung sehr stark sein. Ihre Stimulation führt zu einer Volumenzunahme und zur Kontraktion der Muskeln von Warzenhof und Brustwarze (Thelotismus*). Dabei handelt es sich jedoch nicht um eine wirkliche Erektion, da die Brust im Gegensatz zur Klitoris kein erektiles Gewebe besitzt.

In der Psychoanalyse, die über diese rein medizinische Definition hinausgeht, bezeichnet der Begriff »erogene Zone« keinen genau abgrenzbaren sexuell erregbaren Bereich, sondern meint vielmehr das körperliche Erleben von Phantasmien*. Geht man von dieser Interpretation aus, so ließe sich möglicherweise erklären, weshalb als erregbar angesehene Zonen nicht unbedingt auf sexuelle Stimulation reagieren, an anderen Körperbereichen jedoch, die eigentlich ohne sexuellen Bezug sind, durchaus starke Erregung ausgelöst werden kann.

Sexuelle Funktionsmechanismen

Die Physiologie des Geschlechtsverkehrs

William Howell Masters und Virginia Johnson haben mit Beginn der sechziger Jahre in großem Maße zum besseren Verständnis der sexuellen Reaktion* beigetragen. Auf ihren sexualphysiologischen Untersuchungen basiert die Einteilung der sexuellen Reaktion von Mann und Frau in vier Phasen: Erregungs-, Plateau-*, Orgasmus- und Rückbildungsphase.

Durch sexuelle Stimulation und damit einhergehender wachsender Erregung verändert sich die Scheide, sie beginnt anzuschwellen und sich auszuweiten, um das Eindringen des Penis zu erleichtern. Als Folge einer Gefäßerweiterung des vaginalen Venengeflechtes *(Plexus venosus vaginalis)* setzt die Lubrikation der Scheide ein, das heißt, aus dem ausgedehnten Kapillarnetz der Scheidenschleimhaut wird eine Flüssigkeit sekretiert (»Vaginalsekret« oder »Scheidentranssudat«), die das Scheideninnere gleitfähig macht. Die Lubrikation geht somit von der Scheide aus und nicht etwa, wie man lange Zeit glaubte, von der Bartholinschen Drüse. In der Plateauphase erreicht die vaginale Ausweitung ihr Maximum, die Klitoris wird größer, ebenso die Gebärmutter, die sich in Richtung Becken (Pelvis) ausdehnt (vgl. Abb. S. 25).

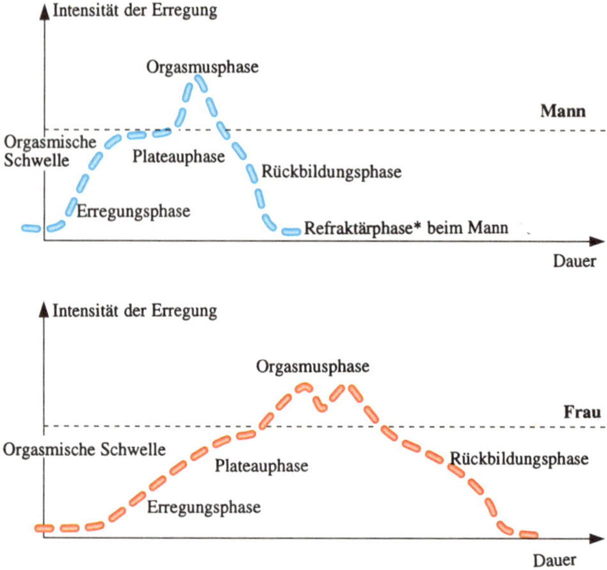

Sexueller Reaktionszyklus bei Mann und Frau
Wie die Kurven der beiden Abbildungen zeigen, liegt der wesentliche Unterschied zwischen beiden Geschlechtern in der Dauer der sexuellen Reaktion, die beim Mann insgesamt kürzer ist als bei der Frau. Alle Phasen der Kurve sind betroffen, einschließlich der beim Mann deutlich kürzeren Rückbildungsphase, was ihm seitens seiner Partnerin häufig den Vorwurf einbringt, nach erfolgtem Orgasmus ende sein Interesse für sie abrupt.

Die Plateauphase ist eine Phase der höchsten Erregung, in der die vaginale Lubrikation am intensivsten ist und in deren Verlauf sich auch außergeschlechtliche Reaktionen verstärken: Reaktionen der Haut, Anschwellen der Brüste, Verhärtung der Brustwarzen. Die das untere Drittel der Scheide umfassende Zone um den Scheideneigang wird durch Blutandrang (Kongestion) im beiderseits des Scheidenvorhofs befindlichen *Bulbus vestibuli*

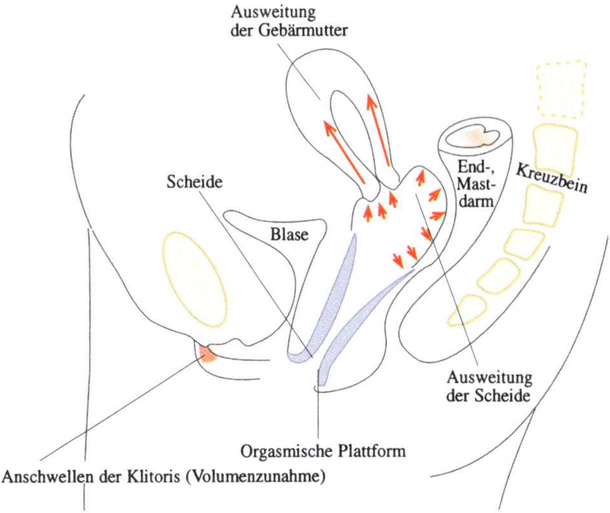

Vaginale Ausweitung
Bei zunehmender sexueller Erregung verändern sich die Geschlechtsorgane in Form und Größe: Die Scheide weitet sich, die Gebärmutter dehnt sich in Richtung Bauchraum aus, die Klitoris wird größer.

turgeszierend*. Die Scheide weitet sich noch mehr aus, wobei sie sich im hinteren Teil zu einer Art Behältnis formt, in dem die Spermienflüssigkeit aufgefangen werden kann. Die Gebärmutter steigt nun nicht weiter in den Beckenraum hinauf, und die Klitoris schrumpft allmählich wieder auf Normalgröße.

Je länger die Erregung andauert, um so mehr dehnen sich Kongestion und Anschwellung auf Schamlippen und Perineum aus, ebenso verstärkt sich die Lubrikation. All diese Vorgänge werden vom parasympathischen Teil des Nervensystems gesteuert.

Der Orgasmus der Frau ist sehr viel schwieriger zu definieren als der des Mannes. Letzterer ist durch eine

Aufeinanderfolge von Kontraktionen der inneren Geschlechtsorgane gekennzeichnet, die schließlich zur Ejakulation führen. Der weibliche Orgasmus geht einher mit rhythmischen Kontraktionen der Scheiden- und Gebärmuttermuskulatur. Der Gebärmutterhals öffnet sich, und die Kontraktionen dehnen sich auf den Beckenraum aus, was äußerst intensive Lustempfindungen hervorruft. Heute weiß man, daß die Frau einen Organsmus auf zwei verschiedene Arten erfahren kann: den klitoralen und den vaginalen Orgasmus. Die Theorien Sigmund Freuds, welche besagen, der vaginale sei der einzig wahre Orgasmus, haben bei vielen Frauen, die »nur« zum klitoralen Orgasmus gelangen, Minderwertigkeitsgefühle ausgelöst. Es ist jedoch so, daß die Eichel der Klitoris aufgrund ihrer zahlreichen Nervenendkörperchen sehr reizempfindlich ist und durch ihre Stimulation durchaus ein »richtiger« Orgasmus ausgelöst werden kann. Der vaginale Orgasmus erfolgt in einem Bereich der Scheide, der über eine ganz besondere, als propriozeptiv* bezeichnete Sensibilität verfügt, wenn der Penis gegen den äußeren Rand des Beckenzwerchfells *(Diaphragma pelvis)* und den hinteren Douglas-Raum drückt.

Unzählige Seiten Papier wurden mit Ausführungen zum berühmten G-Punkt (Grafenberg-Punkt) gefüllt, der sich angeblich im unteren Drittel der Vorderseite der Scheide befinden und der reizempfindliche Auslöser des tiefen Orgasmus sein soll. Wie dem auch sei, ob es nun eine oder zwei Arten von Orgasmus gibt, wichtig ist letztendlich, einfach Spaß am Sex zu haben und überhaupt Lust zu empfinden – ganz egal, wie ...

Entgegen der weitverbreiteten Annahme und dem Wunschdenken beider Geschlechter ist das gleichzeitige Erreichen des Orgasmus eine absolute Seltenheit. Mediziner und Sexologen haben die Aufgabe, Paaren, die besorgt sind, weil sie keinen gemeinsamen Orgasmus erleben, hierüber aufzuklären und ihnen zu vermitteln, daß beim Geschlechtsverkehr eine beiderseitige Befriedigung im Vordergrund steht, die jedoch nicht zwingend gleichzeitig erfolgen muß.

Der Geschlechtsakt endet mit der Rückbildungs- bzw. Entspannungsphase. Dies ist die Phase der Rückkehr zum physiologischen Ausgangszustand – »Begleiterscheinungen« wie beschleunigte Atmung, erhöhte Pulsfrequenz und erhöhter Blutdruck erreichen wieder ihre normalen Werte. Nach dem Orgasmus verspüren beide Partner für gewöhnlich noch eine Weile das Gefühl einer besonders angenehmen Entspannung (Befriedigung).

Die Rolle der Hormone

Der Eierstock ist die weibliche Geschlechtsdrüse, die, wie die Hoden beim Mann, zwei Funktionen hat: als generative Funktion die Produktion befruchtungsfähiger Eier (Ovocyten); als inkretorische oder vegetative Funktion die Produktion von Geschlechtshormonen, und zwar vornehmlich von Östrogenen und Progesteron*.

Der Eierstock und der weibliche Geschlechtsapparat insgesamt sind – mit Beginn der Pubertät bis hin zur Menopause – der Bereich, in dem die periodisch wiederkehrenden zyklischen Veränderungen im Organismus der geschlechtsreifen Frau stattfinden. Die Dauer des Menstruationszyklus beträgt durchschnittlich 28 Tage. Jeder Menstruationszyklus umfaßt zwei Phasen: die erste Phase ist die Follikelreifungs- bzw. Proliferationsphase (1.–12./14. Tag), in der Östradiol (ein östrogenes Hormon) gebildet wird. Dem Follikelsprung (12.-14. Tag)

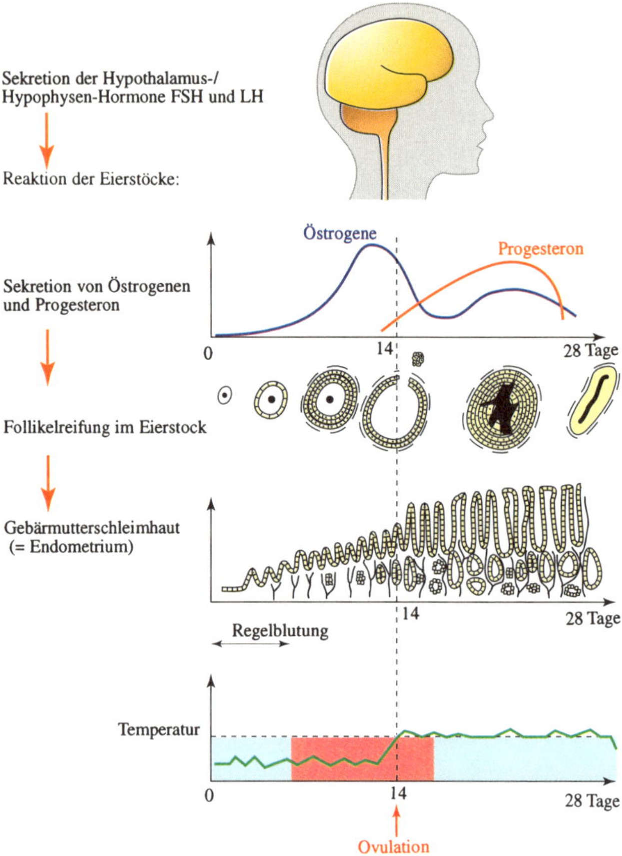

Weiblicher Menstruationszyklus
Hormonsekretion, Ovulation (Eisprung) und Veränderungen der Gebärmutterschleimhaut erfolgen in periodisch wiederkehrenden Zyklen von durchschnittlich 28 Tagen Dauer. Diese mehr oder weniger regelmäßigen Zyklen können leicht durch äußere Einflüsse gestört werden: Streß, Erschöpfung, Reisen, psychische Belastungen ...

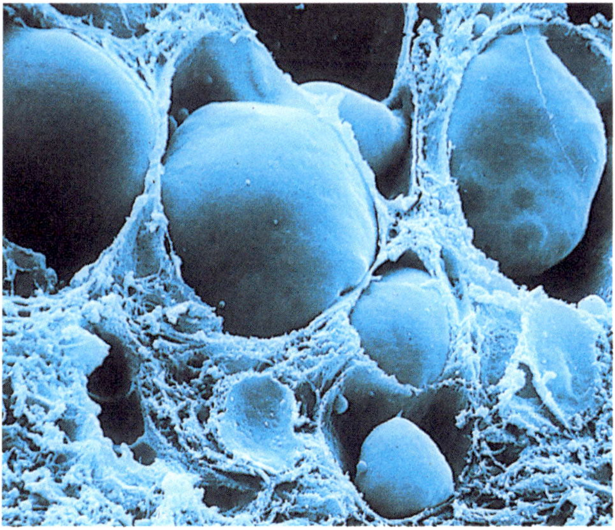

Eifollikel
Die Eifollikel (Folliculi ovarici) *oder Eibläschen befinden sich in der Rindenzone des Eierstocks. Im Verlaufe eines ovariellen Zyklus gelangt nur ein einziger Follikel zur vollständigen Reife. Durch das Zusammenwirken der Gonadotropine FSH und LH kommt es etwa 14 Tage vor Menstruationsbeginn zum Follikel- oder Eisprung: Die Haut des reifen Eibläschens reißt auf, die Eizelle wird ausgestoßen und kann jetzt vom Spermium befruchtet werden. Aus dem Eifollikel entsteht nach der Ovulation der Gelbkörper.*
Ph. © M. Kage/SPL/Cosmos.

folgt die zweite, die Lutealphase (13./14.-28. Tag), in der das *Corpus luteum** gebildet wird, welches wiederum das Hormon Progesteron sekretiert. Das *Corpus luteum* wird unterschieden in *Corpus luteum cyclicum*, das bei Nichtbefruchtung des Eies in der vierten Zykluswoche seine hormonale Tätigkeit einstellt und sich zurückbildet, und in *Corpus luteum graviditatis* (= Schwangerschaftsgelbkörper), das bis Mitte der Schwangerschaft voll ausgeprägt bleibt und sich erst gegen Schwangerschaftsende allmählich zurückbildet. Bei Nichtbefruchtung endet die Lutealphase relativ konstant nach 14 Tagen (+/- 2) mit der nächsten Zyklusblutung.

Zwischen Follikelreifungs- und Lutealphase findet ziemlich genau in der Zyklusmitte die Ovulation (Follikel- oder Eisprung) statt, bei der die Bindegewebshülle des reifen Eifollikels reißt und das dadurch ausgestoßene befruchtungsfähige Ei (Ovocyte) in den Eileiter gelangt. Im Eierstock der Frau reifen auf diese Weise zwischen 300 000 und 400 000 Eier heran, von denen im Verlauf ihres Geschlechtslebens allerdings nur etwa 300 bis 400 tatsächlich »springen«.

Übergeordnetes Steuerorgan des weiblichen Genitalzyklus ist eine Drüse, der Hypophysenvorderlappen. Dieser regelt den Menstruationszyklus durch die Freisetzung von Gonadotropinen*, follikelstimulierendem Hormon (FSH) und luteinisierendem Hormon (LH), deren Sekretion wiederum durch Hormone des Hypothalamus gesteuert wird. Das FSH fördert bei der Frau Follikelreifung und Östrogenbildung, das LH führt zur Auslösung der Ovulation und bewirkt die Bildung des Gelbkörpers.

Die Östrogene sind unter anderem für die Entwicklung der sekundären Geschlechtsmerkmale in der Pubertät verantwortlich. Sie bewirken beispielsweise die Vergrößerung der Gebärmutter, das Öffnen des Gebärmutterhalses und die Sekretion des Zervixschleims. Sie beeinflussen die Absonderungen der Schleimhäute von Vulva und Vagina und die Entwicklung der Brustdrüse. Das Progesteron hingegen bereitet das Endometrium auf die Einnistung der befruchteten Eizelle vor. Es wird daher auch als »Schwangerschaftshormon« bezeichnet. Außerdem vervollständigt und moduliert Progesteron die

Wirkungen der Östrogene oder steuert diesen auch bisweilen entgegen. Es bewirkt die Entspannung der Gebärmuttermuskulatur, das Schließen des Gebärmutterhalses und macht den Zervixschleim »spermienfeindlich«.

Während die vom ausgewachsenen männlichen Organismus abgesonderten geringen Östrogenmengen für diesen ohne Bedeutung zu sein scheinen, wirken sich die bei der Frau in kleinen Dosen in der Nebennierenrinde* und im Eierstock produzierten Androgene (männliche Keimdrüsenhormone) auf Genital- und Achselbehaarung sowie Trophik* der Klitoris aus und sind für das Funktionieren der Rezeptoren der erogenen Zonen von Bedeutung.

Wenngleich zu beobachten ist, daß Frauen gerade in der Zyklusmitte, also während der Eisprungphase, verstärkt Lust auf Sex verspüren, ist die Bedeutung der Sexualhormone (Östrogene und Androgene) für die weibliche Libido noch weitgehend ungeklärt. Studien legen den Schluß nahe, daß eine Wirkung dieser Hormone auf den Sexualtrieb zwar mehr als wahrscheinlich ist, die wechselseitigen Einflüsse von psychologischen und die Partnerschaft betreffenden Faktoren jedoch so vielfältig sind, daß eine Interpretation der Ergebnisse sich als äußerst schwierig erweist. Viele Fragen zu diesem Bereich lassen sich seitens der Wissenschaft nach wie vor nicht beantworten.

Sexuelle Störungen

Störfälle

Der Begriff Frigidität – früher wurde häufig die äußerst pejorative Bezeichnung »Gefühlskälte« gebraucht – umfaßt alle sexuellen Störungen, die durch Desinteresse der Frau an Geschlechtsverkehr bzw. durch ihr Unvermögen zu lustbetontem Beischlaf gekennzeichnet sind. Als frigide gelten somit Frauen, die nur wenig oder gar keine Lust auf Sex verspüren und die bei sexuellen Berührungen und Liebkosungen und/oder beim Eindringen des Penis in die Scheide kaum erregt werden. Dies hindert sie jedoch nicht daran, verliebt zu sein und eine intensive Bindung zu einem Partner aufzubauen.

Das Desinteresse der Frau, das sich mitunter auch als regelrechte sexuelle Unlust ausdrückt, kann bereits zu Beginn einer Beziehung auftreten. Häufig sind die Ursachen für diese Probleme in der Vergangenheit der betroffenen Frauen zu finden: Tabuisierung des Themas Sexualität und Mangel an Körperkontakten zwischen Kind und Eltern. Wenig Zuneigung und Aufmerksamkeit, wenig Berührungen oder Liebkosungen während der Kindheit, das Fehlen eines charakteristischen, unübersehbaren Geschlechtsteils wie das der Jungen – all das kann dazu führen, daß die sinnlichen Körperfreuden aus dem Bewußtsein verdrängt und durch reine Gefühlsempfindungen ersetzt werden.

Wenn eine Bereitschaft zur Therapie besteht – je nachdem, wie stark die Gefühlsbeziehung zum Partner ist und wie sehr die Frau unter den Störungen leidet –, gibt es, auch wenn die Therapie schwierig und langwierig ist, durchaus Aussicht auf Erfolg. In der Regel wird bei diesen Patientinnen versucht, einen Bezug zwischen Vergnügen und Lust im allgemeinen und den Lustgefühlen auf der körperlichen sowie Gefühlsebene herzustellen.

Bisweilen sind ganz konkrete Ereignisse Auslöser für die Frigidität der Frau. Solche Fälle lassen sich in der Regel durch eine gezielte Behandlung relativ schnell therapieren. Fälle dieser Art treten beispielsweise nach der Geburt auf, bei Einnahme der Anti-Baby-Pille oder zu Beginn der Menopause. Daneben gibt es eine Form der Frigidität, die an einen Vitamin-B6-Mangel gebunden ist oder auch an bestimmte chronische Erkrankungen wie Diabetes, Schilddrüsenstörungen, Alkoholabhängigkeit und Depressionen. Weitere Ursachen für die Frigidität einer Frau können Erschöpfung, Streß sowie Überforderung durch eine Doppelbelastung von Beruf und Familie sein. Auch hier erweisen sich neben der Ursachenbehandlung verschiedene Therapien – Entspannungs-, Gruppen- oder Partnertherapie – als sehr hilfreich.

Bei etwa 20 Prozent der Frauen, die einen Sexologen aufsuchen, wird eine Anorgasmie* diagnostiziert. Hierbei handelt es sich um eine subjektiv empfundene Störung ohne offensichtliche physische Anzeichen. Die körperlichen Voraussetzungen, um die letzte Phase der sexuellen Erregung zu erreichen, sind gegeben, doch es scheint, daß es der betroffenen Frau nicht gelingt, »ihren Kopf frei zu machen« und sich vollkommen gehenzulassen. Die Patientinnen erleben eine Phase steigender Lustempfindung, die jedoch, anstatt sich weiter zu intensivieren, plötzlich »wie ein Soufflé in sich zusammenfällt«.

Sie verspüren Lust, aber eben nicht *die* Lust. Es ist wichtig, auf diesen Begriff zu bestehen, dessen Bedeutung vom Partner der betroffenen Frau häufig nicht wirklich erfaßt wird. Denn er gelangt problemlos und mitunter so schnell zum Höhepunkt, daß ihm die begriffliche Trennung von Lust und Orgasmus schwerfällt.

Auch in diesen Fällen hat der Mediziner die Aufgabe, diese Frauen, die sich permanent unter Kontrolle halten, dazu zu bringen, ihre Abwehrhaltung aufzugeben, ihre Hemmungen abzulegen. Er kann ihnen helfen, den eigenen Körper durch Betrachten und Berühren zu entdecken und besser kennenzulernen, die Erfahrung der Selbstbefriedigung wertzuschätzen, und er kann sie dahin führen, »loslassen« zu können. Als mögliche Therapieform bieten sich Entspannungssettings an, welche die Anspannung und Verkrampfung der Patientin lösen und ihr helfen sollen, sich beim Geschlechtsverkehr vollkommen gehenlassen zu können.

Das Verhalten des Partners spielt in Fällen von Anorgasmie eine große Rolle und kann unter Umständen zu einer Verschlimmerung führen, insbesondere wenn der Mann das Nichterreichen des Höhepunktes seiner Partnerin als persönliche Schmach betrachtet. Das Paar muß aufpassen, nicht in einen sexuellen Teufelskreis zu gelangen: Der Mann, der den Orgasmus der Frau als Beweis für seine eigene Männlichkeit und Manneskraft empfindet, stellt hohe Erwartungen an das Lustempfinden seiner Partnerin. Der psychische Druck, dem die Frau hierdurch ausgesetzt ist – und den ein guter Therapeut keinesfalls durch Fragen wie »Haben Sie es diesmal geschafft?« verstärken sollte –, kann in der Folge dazu führen, daß sie zunehmend verkrampfter wird und das

Vergnügen am Sex, welches sie zuvor durchaus erlebt hat, immer mehr verliert.

Schmerzen beim Geschlechtsverkehr

Der Vaginismus* (Scheidenkrampf) ist ein relativ häufig auftretendes psychophysisches Syndrom, bei dem es zur schmerzhaften Kontraktion der äußeren Scheidenmuskulatur kommt. Die Scheide zieht sich so stark zusammen, daß nichts in sie eingeführt werden kann: weder ein männliches Glied noch das Spekulum des Gynäkologen oder auch nur ein Finger. In Fällen von primärem Vaginismus bleibt das Mädchen hartnäckig Jungfrau. Aber es treten auch sekundäre Vaginismen bei Frauen auf, die bereits mindestens eine sexuelle Erfahrung hatten. In einigen Fällen liegen dieser Störung anatomische Ursachen zugrunde: z.B. Mißbildung des Hymens oder Vorhandensein eines Diaphragmas (= natürliche Trenn-,

---

Paarprobleme
»Beginn und Ende einer Liebe finden ihren Ausdruck in dem bedrückenden Gefühl, allein zu sein.« (Jean de La Bruyère, Les caractères, »Du coeur«, IV, *1688) Sexuelle Probleme – Vaginismus, Frigidität oder Anorgasmie bei der Frau, Impotenz oder vorzeitiger Samenerguß beim Mann – können die beiderseitige Entwicklung eines starken Zusammengehörigkeitsgefühls verhindern, das die sinnliche Entfaltung bei einem Paar erst entstehen läßt. Die häufige Verwechslung der Begriffe Liebe, Verlangen und Lust kann zudem dazu führen, daß sowohl der Partner mit sexuellen Problemen als auch sein Gegenüber an seinen Gefühlen für den jeweils anderen zu zweifeln beginnt. Das gegenseitige Nichtverstehen kann so weit gehen, daß eine Trennung des Paares unausweichlich wird. Pierre Bonnard,* L'Homme et la Femme, *1900, Paris, Musée d'Orsay.*

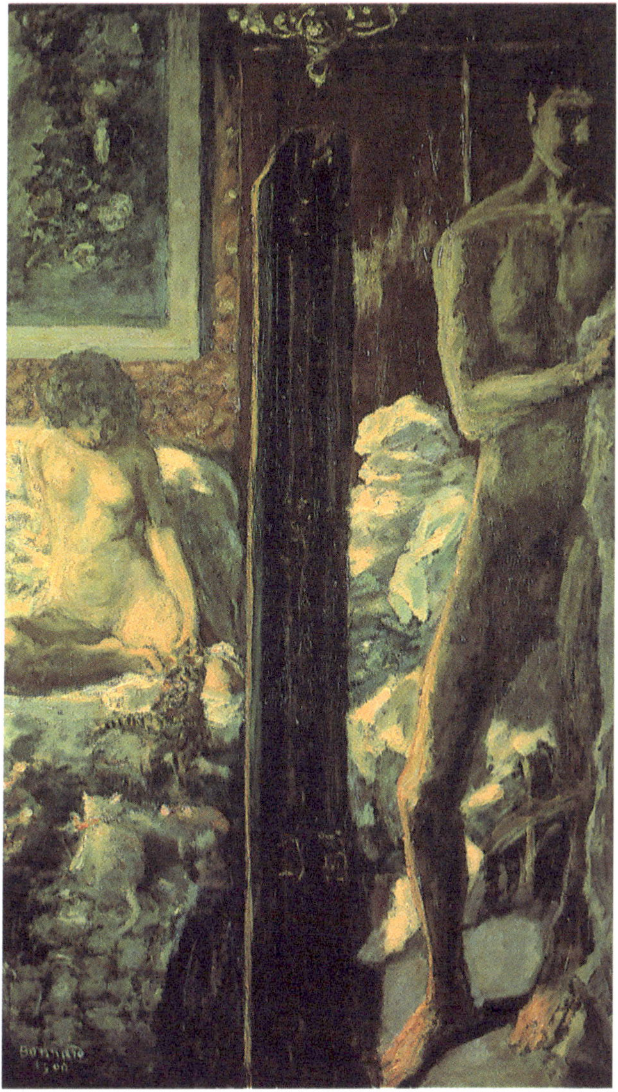

Scheidewand). Der Vaginismus kann aber auch infolge einer genitalen Infektion, einer Episiotomie* oder nach einer schwierigen Geburt auftreten. Er darf jedoch nicht mit der Dyspareunie* (vgl. S. 39ff.) verwechselt werden, die zwar ebenfalls schmerzhaft ist, bei der aber die Penetration möglich ist.

In den meisten Fällen liegen dem Vaginismus allerdings psychologische Ursachen zugrunde, die häufig durch eine ganze Reihe von Faktoren beeinflußt werden und vor allem bei ängstlichen, phobischen* oder obsessiv-zwanghaften (= anankastischen) Persönlichkeiten zu finden sind. Manchmal können die Ursachen ein in die Kindheit zurückgehendes psychosexuelles Trauma (Vergewaltigung, Inzest) oder fehlende Aufklärung durch die Eltern sein, gelegentlich Angst vor oder Abscheu gegenüber Sex oder auch eine extrem strenge religiöse Erziehung (Sexualität durfte nicht offen ausgelebt werden und galt als Sünde). Weitere ursächliche Faktoren können sein: Angst vor Schwangerschaft und Niederkunft, bei Jugendlichen die Unzufriedenheit mit ihrem Körper (Anorexie, Bulimie), Impotenz des Partners, Ablehnung des Partners oder gar eine uneingestandene Homosexualität.

In allen Fällen sollte nicht so sehr auf die Symptome des Leidens als vielmehr auf die gesamte Persönlichkeit der Frau eingegangen werden. Dies ist eine schwierige Aufgabe, da die Patientin eine von Grund auf neue Haltung zur Sexualität entwickeln muß. Voraussetzung für diese sexuelle »Umerziehung« ist daher, daß die Frau entsprechend motiviert und ihr Partner zur Kooperation bereit ist.

Die Vermittlung von Vertrauen und Zuversicht ist wesentlich für die sensiblen und verängstigten Frauen, die sich vor dem Geschlechtsverkehr fürchten, jedoch den Wunsch nach Mutterschaft verspüren: »Doktor, das macht mir angst. Das wird niemals klappen, ich werde nie ein Kind bekommen ...« Der Partner ist häufig entweder passiv oder aber aggressiv. Die Spannungen innerhalb der Beziehung sind oft deutlich spürbar, nicht zuletzt auch aufgrund des Drucks von außen (Familie und Gesellschaft). Intensive Gespräche, Geduld und gegenseitige Aufmerksamkeit sind nötig, damit diese Paare wieder eine harmonische Partnerschaft führen können bzw. die junge Frau zumindest schwanger werden und ein Kind zur Welt bringen kann. Leider bedeutet nicht selten die Geburt eines Kindes zugleich das Ende jeglicher geschlechtlicher Beziehung.

Eine weitere Form sexueller Störungen sind die bereits erwähnten Dyspareunien. Sie sind durch genitale Schmerzen gekennzeichnet, die beim Geschlechtsverkehr auftreten, entweder ausgelöst durch die vaginale Penetration oder die Bewegungen beim Beischlaf. Im Gegensatz zum Vaginismus haben diese Störungen zumeist organische Ursachen und müssen behandelt werden, da auch sie die Paarbeziehung belasten.

Oberflächliche Dyspareunien sind nur selten auf Mißbildungen zurückzuführen (Mißbildung des Hymens, Scheidenverengung, vaginale Trennwand). In den meisten Fällen werden sie durch Entzündungen oder Infektionen von Vulva und/oder Vagina hervorgerufen, u.a.: Herpes mit schmerzhaften Bläschen und Brennen beim Wasserlassen; Kondylome (Warzen in After-/Geschlechtsgegend) oder venerische* Vegetationen (Gewebswucherungen); durch Papilloma-Viren hervorgerufene Wucherungen (Papillome); wiederholt auftretende Mykosen (durch Pilze verursachte Krankheiten) mit weißlich-käsigem Ausfluß und intensivem Juckreiz; Infektionen durch Mykoplasmen*, Chlamydien*, Trichomonas; Infektionen der Bartholinschen Drüse oder auch das Sjögren-Syndrom, eine durch Insuffizienz der Drüsen mit äußerer Sekretion gekennzeichnete Erkrankung, deren Symptome u.a. Trockenheit der Schleimhäute sowie Schweiß- und Talgdrüsenatrophie sind.

Oberflächliche Dyspareunien können auch nach operativen Eingriffen (an Perineum oder Bartholinscher Drüse) auftreten; in erster Linie jedoch nach einer Episiotomie (Dammschnitt).

Dyspareunien können auch nach der Menopause auftreten: In diesen Fällen sind sie direkte Folge einer fortschreitenden Atrophie (Gewebsschwund) der äußeren Geschlechtsorgane, deren Geschmeidigkeit unmittelbar an die Östrogenproduktion der Eierstöcke gebunden ist. Mit Einstellung der Hormonproduktion in der Menopause setzt auch die vaginale Lubrikation aus, was die Entstehung von Entzündungen begünstigt (atrophische Vaginitis). Als sehr sinnvoll hat sich daher in der Menopause die hormonelle Substitutionstherapie erwiesen. Diese Behandlungsmethode wird auch von den betroffenen Frauen selbst gut angenommen, zum einen wegen der »konservierenden« Wirkungen auf den weiblichen Körper – positiver Einfluß auf Haut- und Knochenzustand, Vorbeugung kardiovaskulärer Erkrankungen, Verlangsamung des Absterbens von Hirnzellen –, zum anderen, weil die Frauen durch die Hormonzufuhr auch noch während der gesamten Menopause ein aktives und erfülltes Geschlechtsleben führen können.

Neben den oberflächlichen gibt es die relativ seltenen tiefen Dyspareunien. Sie treten in der Regel nach einer Operation (postoperativ) oder nach der Geburt auf (postpartal; Masters-Allen-Syndrom*) und werden auch hier häufig von Infektionen begleitet, z.B. von einer Salpingitis (Eileiterentzündung) oder einer Endometriose (gutartige Wucherung von Gebärmutterschleimhaut mit

Ausdehnung auf andere Geschlechtsorgane oder auch auf Organe außerhalb dieses Bereichs). In letzterem Fall ist die tiefe Dyspareunie mit starken Schmerzen vor und während der Menstruation verbunden.

Abschließend sei noch hinzuzufügen, daß Fibrome und Eierstockzysten trotz ihres häufig sehr großen Umfangs nur selten Dyspareunien verursachen.

Lebenssituationen, welche die Sexualität der Frau verändern

Neben den sexuellen Störungen, die wir auf den vorangegangenen Seiten beschrieben haben, können zahlreiche Ereignisse im Leben der Frau – unabhängig davon, ob diese glücklich oder unglücklich ist – ihre Sexualität aus dem Gleichgewicht bringen. Schwangerschaft und Menopause, aber auch bestimmte Krankheiten haben einen mehr oder weniger starken Einfluß auf das weibliche Geschlechtsleben.

Die Sexualität der schwangeren Frau ist von Paar zu Paar sehr unterschiedlich. Die meist unberechtigte Angst der Frau wird häufig noch durch jene des Mannes verstärkt. Die Feststellung »Er hat Angst um das Kind.« äußert sich in vermindertem sexuellen Verlangen bis hin zu völligem Desinteresse. Das kann sogar dazu führen, daß ein Paar überhaupt nicht mehr miteinander schläft.

Es kann allerdings auch vorkommen, daß die Schwangere allein aus physiologischen Gründen den Geschlechtsverkehr fürchtet: Bis zum vierten Monat etwa sind in der Erregungsphase die Brüste schmerzhaft gespannt; der Blutandrang in den großen Schamlippen ist erhöht, und es können Ödeme entstehen; die Klitoris ist geschwollen und schmerzt; die vaginale Lubrikation ist sehr stark.

Während der Plateauphase kann der venöse Blutandrang zu einer Verengung des Scheideneingangs und damit zu Schmerzen beim Geschlechtsverkehr führen. Der Orgasmus ist unter diesen Bedingungen alles andere als erfüllend. Er verursacht Schmerzen im Unterbauchbereich und/oder mitunter heftige Kopfschmerzen und bringt somit nicht wie sonst die totale Entspannung, sondern hinterläßt vielmehr ein unangenehmes Gefühl sexueller Anspannung. Der konsultierte Arzt oder Therapeut sollte versuchen, die Situation zu entdramatisieren und den Paaren helfen, ihre Fragen, ihre Vorurteile und Ängste zum Ausdruck zu bringen. Er sollte aber auch darauf achten, daß die Partner lernen, die Entwicklung der sexuellen Bedürfnisse des anderen zu respektieren. Nach der Niederkunft brauchen viele Frauen noch eine beträchtliche Zeit, um zu ihrem »normalen« Geschlechtsleben zurückzufinden. In den meisten Fällen macht ihnen die Episiotomie, durch die der Scheideneingang deformiert wird, zu schaffen; insbesondere, wenn die Naht schlecht ausgeführt wurde und eine schmerzhafte wulstige Narbe zurückbleibt.

Zu dem unangenehmen Gefühl, das Frauen aufgrund unzureichender vaginaler Lubrikation beim postpartalen Beischlaf empfinden, kommt die allgemeine Erschöpfung hinzu sowie das Gefühl körperlicher Minderwertigkeit: Die Frau mag ihren Körper nicht mehr. Sie fühlt sich physisch bestraft mit ihren überzähligen Kilos und ihrem Bauch, der nicht mehr so straff ist wie vor der Schwangerschaft. Es ist wichtig, den Frauen klarzumachen, daß all dies besser wird, sobald der Menstruationszyklus von neuem einsetzt. Dadurch wird verständlich, weshalb 60 Prozent der jungen Mütter erst ca.

acht Wochen nach der Geburt wieder mit ihrem Partner schlafen.

Als weitere wichtige Phase im Leben einer Frau beeinflußt die Menopause ihre Sexualität. Das Ende der Eierstocktätigkeit und insbesondere die fehlende Östrogenproduktion äußern sich durch typische funktionelle Störungen – Hitzewallungen, Schlafstörungen, trockene Haut, Gewichtszunahme, Blaseninstabilität (unwillkürliche Blasenkontraktion) – sowie durch trophische vulvovaginale und mammäre Störungen, welche die Hauptursachen für ein gestörtes Sexualleben sind.

Durch die hormonelle Substitutionstherapie ist es möglich, diese Störungen zu beseitigen oder zumindest zu verringern. Sie können sich aber beispielsweise durch die Angst der Frau vor dem Älterwerden und durch ihre Unzufriedenheit mit dem Äußeren (Falten, schlaffer Bauch, Gewichtszunahme) auch verschlimmern und eine verborgene Depression reaktivieren.

In diesen Fällen besteht die Aufgabe von Arzt und Therapeut vornehmlich darin, den Frauen Verständnis entgegenzubringen, sie zu beruhigen und ihnen zuzuhören, um die seelische und körperliche Streßbelastung in dieser schwierigen Lebensphase zu verringern.

Angesichts der Tatsache, daß das Geschlechtsleben der Frau allein schon durch diese natürlichen Lebensphasen erheblich gestört werden kann, ist es leicht nachvollziehbar, wie stark es durch Krankheiten, insbesondere Krebs und Aids, beeinflußt wird. An Krebs erkrankte Frauen empfinden diese Krankheit sehr häufig im wahrsten Sinne des Wortes als »Krebs«, der mit seinen Scheren ihre intimsten Organe, in erster Linie Brust und Gebärmutter, seltener Eierstöcke, Vulva oder Vagina, angreift. Die Auswirkungen einer Krebserkrankung auf die weibliche Sexualität können sehr unterschiedlich sein. Neben den psychologischen – als unmittelbare Folge der Diagnose des Arztes oder der Operationen – sind es vor allem physische Auswirkungen aufgrund der chirurgischen Eingriffe, der Strahlen- oder Chemotherapie.

Die Entfernung ihrer Brust, egal ob nur partiell (Tumorektomie) oder vollständig (Mammaamputation), wird von den meisten Frauen am schwersten verarbeitet. Mit dem Angriff auf die Brust, Lustorgan und weibliches Geschlechtsmerkmal par excellence, wird zugleich die Identität der Frau selbst zerstört, was zu einer ernsthaften Existenzkrise führen kann. Dank rekonstruktiver Plastiken ist es heute möglich, diesen Frauen dabei zu helfen, ihren Körper allmählich wieder zu akzeptieren und ein harmonisches Sexualleben zu führen.

Die Entfernung der inneren Geschlechtsorgane – die Hysterektomie (subtotale bis totale Entfernung der Gebärmutter) bzw. Gebärmutteramputation mit gleichzeitiger Ovarektomie (Entfernung eines Eierstocks oder beider Eierstöcke) – kann lokale Störungen verursachen wie Trockenheit der Scheide, Atrophie der Schleimhäute oder Dyspareunien. Derart massive Eingriffe haben häufig eine verminderte Libido zur Folge, der sowohl physische als auch psychische Ursachen zugrunde liegen und die mit entsprechenden Therapien gezielt behandelt werden können.

Die Chemotherapie kann eine chemische Kastration bewirken, die sich durch dieselben Störungen äußert, wie sie auch bei chirurgischer Kastration auftreten. Bei jungen Frauen besteht somit das Risiko einer nachträglichen Unfruchtbarkeit. Die Auswirkungen einer Chemotherapie variieren je nach Art der eingesetzten Substanzen, Dosierung und Dauer der Behandlung, aber auch nach Alter der Patientin. Je näher die Frauen an der Menopause sind, um so höher ist das Risiko einer sekundären

Amenorrhö (Ausbleiben der Regelblutung). Andere sekundäre Folgen einer Chemotherapie – Müdigkeit, Unwohlsein, Erbrechen, Haarausfall – können ebenfalls dazu führen, daß das Geschlechtsleben eines Paares aus dem Gleichgewicht gerät.

Obgleich eine solche Erfahrung, trotz der Ängste, die sie hervorruft, sich in manchen Fällen durchaus stärkend auf die Partnerschaft auswirken kann, kommt es auch vor, daß die Paarbeziehung diesen Schock nicht übersteht und die Krankheit schließlich, bedauerlicherweise, zum Auslöser für eine Trennung wird.

Die Entdeckung des HIV *(human immunodeficiency virus)* Anfang der achtziger Jahre, eines der Verursacherviren der Immunschwächekrankheit Aids, die über die Blutbahn diaplazentar (über/durch die Plazenta), vor allem aber durch Geschlechtsverkehr übertragen wird, hat bei vielen Frauen zu einer grundlegenden Veränderung ihres Sexualverhaltens geführt. Als regelrechte »Psychose« bewirkt die Angst vor der Ansteckung mit dieser tödlichen Krankheit bei einigen Frauen bisweilen eine totale sexuelle Verweigerung. Auch hier haben die Ärzte eine wichtige Aufgabe. Sie müssen die richtigen Worte finden, über den korrekten Gebrauch von Kondomen aufklären (Auswahl der richtigen Kondomgröße, Verwendung eines Gleitmittels, das ein Reißen des Kondoms verhindert und zudem den Geschlechtsverkehr angenehmer macht), die Frauen darauf hinweisen, daß risikoreiche Sexpraktiken – wie beispielsweise Analverkehr ohne Kondom – das Ansteckungsrisiko um ein Vielfaches erhöhen und daß auch in der Menopause aufgrund der Atrophie der Schleimhäute eine deutlich höhere Ansteckungsgefahr besteht.

Außerdem muß der Arzt immer wieder verdeutlichen, daß ein einziger sexueller Kontakt ausreichen kann, um

Aids zu übertragen, und daß Geschlechtsverkehr während der Menstruation risikoreicher ist als während der anderen Zykluszeiten. Außerdem sollte er seine Patienten darüber aufklären, wie die Krankheit diagnostiziert wird: Zwischen dem Zeitpunkt des als infektiös vermuteten Geschlechtskontaktes und jenem der Blutabnahme müssen mindestens sechs Wochen liegen, um ein aussagefähiges Laborergebnis zu erhalten. Es ist sinnlos, am Tag nach dem Geschlechtsverkehr mit einem RisikoPartner, der ungeschützt war oder bei dem das Kondom gerissen ist, einen Aids-Test machen zu lassen.

Sexuelle Funktionsstörungen können darüber hinaus auch die Folge von Erkrankungen wie Alkoholismus, Drogenabhängigkeit, Diabetes sein. Sie sind, aufgrund einer Veränderung der Gefäßversorgung der erektilen Organe oder auch aufgrund einer Muskel- und/oder Nervenverletzung, als klassische Ursachen für Frigidität anzusehen. Bei an Vaginismus leidenden Frauen wird sehr häufig eine *Pelipathia vegetativa** diagnostiziert.

Auch Depressionen können das Sexualleben beeinträchtigen. Zum Rückzug des Patienten in sich selbst, zu seiner Abscheu vor der eigenen Person, in der sich die Depression unter anderem ausdrückt, kommen die Wirkungen der zur Behandlung eingesetzten Medikamente wie Anxiolytika (angstlösende Mittel) und Antidepressiva hinzu.

Das Problem der Unfruchtbarkeit, unabhängig davon, ob diese nur einen Partner oder aber beide betrifft, hat verständlicherweise einen großen Einfluß auf das Sexualleben des Paares: Zeitlich fixierter, jeglicher Spontaneität beraubter Geschlechtsverkehr im Rhythmus der Untersuchungen (postkoitale Tests, Untersuchung des Zervixschleims), Masturbation zwecks Spermagewinnung (Erstellung eines Spermatogramms) – all dies steigert nicht gerade das sexuelle Begehren.

Und schließlich tragen auch die Methoden der modernen Fortpflanzungsmedizin (künstliche Befruchtung, Befruchtung in vitro), bei denen ein medizinischer Eingriff den Partner »ersetzt«, ihren Teil dazu bei, daß Lust und Verlangen eine veränderte Bedeutung erhalten werden.

Frauen müssen besser über die anatomischen Besonderheiten ihres Geschlechts aufgeklärt werden. Insbesondere müssen sie die den zyklischen und chronologischen Rhythmen ihres Lebens unterworfene Physiologie verstehen lernen. Nur so ist es möglich, die wirklichen Ursachen für ihre sexuellen Störungen aufzuspüren und entsprechende Behandlungsmethoden zu entwickeln.

Sexualität darf sich jedoch nicht allein auf das Wissen über die weiblichen Geschlechtsorgane und ihre biologischen Eigenarten beschränken, so umfassend dieses auch sein mag. Verlangen und Lust sind Emotionen, die jede Frau mit ihren intimsten Vorstellungen und Bildern, ihren geheimsten Erwartungen und Ängsten konfrontieren.

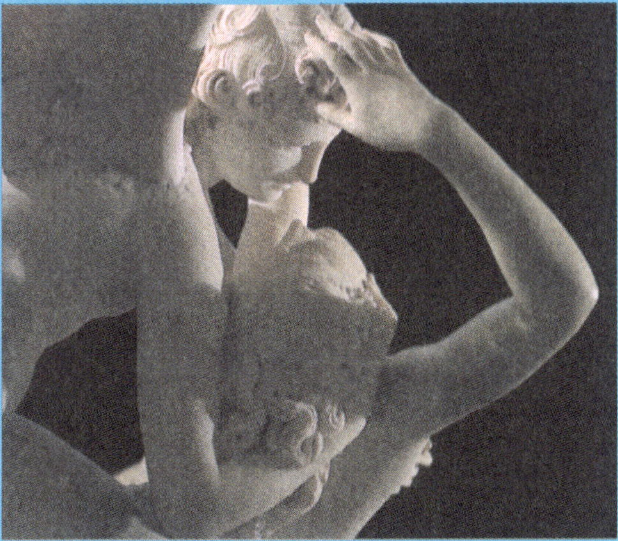

Die Beziehung zum anderen

Der Mythos von der Liebe
(vorhergehende Seite)
In der antiken Mythologie ist Psyche, die Personifizierung der menschlichen Seele, bis in alle Ewigkeit mit Amor, dem römischen Gott der Liebe, vereint. Dem römischen Schriftsteller Apuleius zufolge wird Amor (auch Cupido genannt; dem griechischen Liebesgott »Eros« entsprechend) von seiner Mutter, der Liebesgöttin Venus, beauftragt, Psyche zu bestrafen, da deren Schönheit die ihre überragt. Amor verliebt sich jedoch beim ersten Anblick in Psyche und läßt sie in sein Gottesreich bringen, wobei er ihr das Versprechen abnimmt, niemals zu versuchen, seiner ansichtig zu werden. Psyche kann allerdings dem Verlangen, Amor zu sehen, nicht widerstehen und scheint ihn daraufhin für immer verloren zu haben. In ihrer Verzweiflung wendet sie sich an Venus, die ihr helfen soll, den Geliebten wiederzufinden; die Göttin nutzt die Gelegenheit zur Rache und unterzieht die Konkurrentin zahlreichen Prüfungen. Amor, der seinerseits Psyche nicht vergessen kann, erhält durch Jupiter die Möglichkeit, seine Geliebte in den Olymp zu bringen, wo sie unsterblich wird und auf alle Zeiten mit ihm vereint ist. Dort erwartet Psyche, die durch Leidenschaft und Schicksalsschläge gereinigte Seele, ewiges Leben in vollkommener Liebe und Glückseligkeit.
Antonio Canova, Psyché ranimée par le baiser de l'Amour
(»Vom Kuß des Amor wiedererweckte Psyche«)
(Marmor, Ausschnitt), Paris, Musée du Louvre.
Ph. © G. Dagli Orti.

Jede Frau, die die Mechanismen ihrer geschlechtlichen Physiologie besser verstehen möchte, muß ihren Körper genauer kennen. Über die Grenzen dieses Wissens hinaus ist allerdings noch ein anderer, komplexerer und geheimnisvoller Aspekt der Weiblichkeit von Bedeutung: die Sexualität und die Beziehung zum Partner. Hier geht es also nicht mehr um ein rein theoretisches Wissen, sondern um die Fähigkeit zu leben, zu fühlen und zu lieben, geliebt zu werden, zu begehren und zu genießen. Auf dieser Ebene läßt sich das Wesentliche nicht irgendwelchen Schemata oder Standards zuordnen, sondern hat bei jeder Frau eine individuelle Ausprägung, in Abhän-gigkeit von ihren Erwartungen, ihren Bezugspunkten, Vorstellungen, Ängsten und emotionalen Bindungen.

Die Vorstellung, anatomisches Wissen sei für die sexuelle Entfaltung völlig ausreichend, läßt die Rolle, die Gefühle, Empfindungen, Überzeugungen, Anschauungen und Symbolik für die Sexualität spielen, vollkommen außer acht. Die Unfähigkeit zu sexuellem Lustempfinden ist niemals allein auf eine rein organische Störung zurückzuführen, sondern vielmehr auf eine blockierte oder gehemmte Psyche. Den Ursachen für diese psychische Störung muß ganzheitlich, unter Einbeziehung psychologischer und emotionaler Aspekte, nachgegangen werden.

Während Sexualität und Fortpflanzung im Tierreich miteinander verschmelzen und ein und demselben Instinkt bzw. Trieb entspringen, ist die Sexualität beim Menschen – vor allem beim weiblichen Geschlecht – zudem eine Sache des Gefühls: kein Verlangen ohne Liebe. Sollte man das wesentlichste Kriterium nennen, welches die Unterschiede zwischen Mann und Frau im Bereich der Sexualität am deutlichsten veranschaulicht, so ist es sicherlich dieser Aspekt.

Natürlich gibt es auch Frauen, die sexuelle Beziehungen eingehen können, ohne verliebt zu sein. Sie sind jedoch eindeutig in der Minderzahl. Für die meisten sind Sexualität und Liebe untrennbar miteinander verbunden ... was dazu führt, daß die sexuellen Erlebnisse der Frau notwendigerweise unter dem Blickwinkel ihrer Beziehung zum anderen betrachtet werden müssen. Im folgenden versuchen wir, unter Berücksichtigung dieser geschlechtsspezifischen Eigenart, darzustellen und zu erklären, wie die weibliche Persönlichkeit strukturiert ist, wodurch das Leben als Frau sowohl im gefühlsmäßigen als auch im sozialen Bereich bestimmt und beeinflußt wird.

Frau sein

Das Ich

Das Ich ist ein Begriff aus der Tiefenpsychologie und definiert den zentralen Kern der Persönlichkeit eines jeden Individuums, das in der Lage ist, nachdem es im Laufe seiner Persönlichkeitsentwicklung ein Bewußtsein erlangt hat, sich von seiner Umwelt zu unterscheiden und über seine subjektiven Erfahrungen in der ersten Person (»ich«) zu sprechen.

Jeder Mensch ist ein eigenständiges Wesen, das sich zum einen natürlich durch seine geschlechtliche Zugehörigkeit definiert, sich aber auch durch seine ihm eigene Persönlichkeit von den anderen Vertretern seiner Spezies abgrenzt. Die Fähigkeit, zwischen sich und den anderen zu unterscheiden, erwirbt der Mensch Schritt für Schritt in einem Lernprozeß, der mit seiner Geburt beginnt. Das erste Lebensjahr ist von entscheidender Bedeutung: Das Neugeborene wird permanent mit einer Fülle von sensorischen* und emotionalen Informationen überflutet, die es verarbeiten muß und aus denen es seine Erfahrungen zieht. Parallel zur voranschreitenden Entwicklung seines Gehirns lernt der Säugling zu reagieren und sich auf Situationen einzustellen.

Alles beginnt mit der Befruchtung, und neun Monate später – nachdem sich die Zellen des befruchteten Eies vervielfacht, differenziert und organisiert haben – kommt es zur Geburt eines neuen Individuums. Wenngleich sich nicht bestimmen läßt, mit wieviel Wochen oder ab welchem Monat der Fötus Sinneseindrücke wahrnehmen kann, gilt es doch als sicher, daß seine Nervenzentren bereits hinreichend entwickelt sind, um ihm sensorische Informationen zu liefern. Diese sind allerdings nicht mit jenen Eindrücken und Empfindungen zu vergleichen, die er nach seiner Geburt erfahren wird.

Stellen wir uns einmal das Leben im Inneren der Gebärmutter vor: Die Temperatur ist stets konstant, der im Fruchtwasser schwimmende Fötus befindet sich im Zustand der Schwerelosigkeit, er verspürt kein Hungergefühl, seine Lungen sind mit Wasser gefüllt, und seine Haut kommt ausschließlich mit 37 °C warmem Wasser in Berührung.

Bei der Geburt vervielfachen sich die Sinneseindrücke. Unmittelbar nach dem Ausstoßen (Expulsion) aus der Gebärmutter gelangt durch die ersten Schreie des Neugeborenen Luft in seine Lungen, seine Haut ist nicht mehr in Kontakt mit dem Fruchtwasser, die Außentemperatur hat sich schlagartig verändert, kalt und warm im Wechsel, Hände berühren seinen Körper.

In den ersten Tagen nach seiner Geburt entdeckt das Neugeborene eine ganze Reihe neuer Empfindungen: das erste Säugen an der Brust der Mutter, bevor es in ihren Armen einschläft; Berührungen mit fremder Haut, mit Tüchern, Cremes etc., all die noch unbekannten Gerüche seiner neuen Umgebung. Die Welt öffnet sich ihm, es sammelt Erfahrungen, die eine ganze »Datenbank« mit sensorischen Informationen erzeugen. Diese Eindrücke sind allerdings nicht die einzigen Erfahrungen, die der Säugling macht. Unter die sensorischen Informationen mischen sich Emotionen, die ihm nach und nach die für seine psychische Entwicklung notwendigen Informationen liefern.

Dem Neugeborenen ist nicht bewußt, daß es anders ist als seine Mutter oder die Person, die sich um ihn kümmert. Erst mit der Zeit entwickelt sich seine Wahrnehmung dahingehend, daß es sich von den anderen abgrenzt. Das erste Lebensjahr ist eine der wichtigsten Phasen in der psychologischen Entwicklung. Ungefähr mit einem Jahr hat das Kind ein Stadium erreicht, das der französische Psychoanalytiker und Schritsteller Jacques Lacan (1901–1981) als das »Spiegelstadium« bezeichnet: Sein Bewußtsein ist soweit entwickelt, daß es sich beim Blick in einen Spiegel wiedererkennt.

Während seiner ersten Lebensmonate nimmt der Säugling alle Eindrücke unter dem vergleichenden Blickwinkel von Vergnügen und Mißfallen wahr. Nicht hungrig, nicht durstig zu sein, nicht zu frieren, und vor allem nicht allein, nicht von seiner Mutter getrennt zu sein, in ihren Armen gehalten zu werden – all dies wird als Vergnügen empfunden.

In dieser Lebensphase sind alle Berührungen für ihn eine Bereicherung: Egal, ob er selber berührt oder aber berührt wird – durch Berührungen lernt er seine neue Welt genauer kennen. Mit Hilfe seiner Finger ertastet der Säugling seinen eigenen Körper und alles, was ihn umgibt. Durch das Abtasten und Befühlen seiner Haut mit den eigenen Fingern empfängt er zwei sensorische Informationen gleichzeitig: die seiner Finger und die des berührten Körperteils. Berührt er hingegen nicht den eigenen Körper, sondern eine andere Person oder auch einen unbelebten Gegenstand, wird nur eine sensorische Information weitergeleitet. Durch die Erfahrungen, die das Kind hierbei sammelt, entwickeln sich allmählich die

Grenzen seines Ichs, wobei die Haut eine wichtige Rolle als Schnittstelle zwischen dem Innen und dem Außen spielt.

Bestimmte Empfindungen sind sehr eng mit Emotionen verknüpft. In den Armen seiner Mutter verspürt der Säugling sowohl ein sensorisches als auch emotionales Glück. In der Berührung mit ihrer Haut, das Näschen in wohlbekannte Gerüche gesteckt, fühlt er sich wohlig und satt, wie in einer Blase, die beide schützend umgibt. Gefühle der Zufriedenheit und Emotionen, die Mutter und Kind miteinander teilen: Die Besonderheit ihrer Beziehung liegt in diesem Austausch von Empfindungen und Zärtlichkeit, ja von Liebe, einer Mischung aus körperlicher Berührung und gegenseitiger Wunschbefriedigung. Je älter das Kind wird, um so stärker vermag es, Gefühle wie Mangel (Trennung, Einsamkeit), Vorausschau (Wunsch, Erwarten) oder Freude (Vereinigung, Vollkommenheit) zu verspüren.

In gewissem Sinne sind alle Elemente, die Erwachsene später in der Liebe zu finden hoffen, bereits zu Beginn eines jeden Lebens vorhanden. Wenn Mann und Frau miteinander schlafen, versuchen sie dieses verlorene Paradies wiederzufinden, diese Momente geteilter Glückseligkeit, die die Mutter-Kind-Beziehung zu etwas Besonderem machen. Für die Mutter, die ihrem Baby die Brust oder Flasche gibt, ist es das einzige Objekt*, dem sie Aufmerksamkeit schenkt. Dennoch kommt es bisweilen vor, daß Frauen zu diesem Austausch mit ihrem Kind nicht fähig sind. Hierfür kann es verschiedene Gründe geben: Manchmal wird die Mutter nach der Geburt mit schmerzhaften familiären Konflikten konfrontiert (Weggang des Kindsvaters, Zurückweisung durch die Familie); vielleicht war die Schwangerschaft nicht gewollt, oder die junge Mutter hat finanzielle Probleme. In manchen Fällen liegen die Ursachen auch in der Vergangenheit der Mutter verborgen: Diese kann als Kind oder Heranwachsende von der Mutter nur wenig Zuneigung erhalten oder traumatische Erfahrungen gemacht haben und ist aufgrund dieser Erlebnisse ihrerseits nicht in der Lage, zu ihrem eigenen Kind eine innige Beziehung aufzubauen.

Die Intensität und Qualität des Austauschs zwischen Mutter und Kind ist für das emotionale und sinnliche Gleichgewicht des zukünftigen Heranwachsenden außerordentlich wichtig. Ein Mangel an mütterlicher Liebe, fehlender oder nur geringer Austausch von Berührungen und körperlichen Signalen und Botschaften können im Erfahrungsschatz des Kindes eine fatale Lücke entstehen lassen, mit der Folge, daß es später keine oder nur sehr schwer Liebe zu geben und zu empfangen vermag – sowohl auf Gefühls- als auch auf körperlicher Ebene. Beim Erwachsenen kann dieser in der Kindheit erfahrene Mangel zu zwei einander entgegengesetzten emotionalen Extremzuständen führen: entweder zur Unfähigkeit, Lust zu empfinden, oder zu einer übersteigerten Suche nach Lust, als wolle die betreffende Person die in ihrer frühen Kindheit entstandene Lücke schließen und um ein Vielfaches nachholen, was ihr damals verwehrt geblieben ist.

Für die Mutter ist es alles andere als leicht, das nötige Gleichgewicht in ihren Beziehungen zu finden: Sie muß ihr Kind lieben, das diese Liebe für seine Entwicklung braucht, sie muß sich um das Kind kümmern, es liebkosen, mit ihm schmusen, sie muß ihm ihre gesamte maternale* Zuwendung geben. Auf der anderen Seite muß sie aber auch die Liebe zu und das Verlangen nach dem Partner aufrechterhalten, um nicht ihr gesamtes Zuneigungs- und Gefühlspotential einzig auf das Kind zu konzentrieren. Dies würde unweigerlich zu einer Situation führen, die für die spätere Entwicklung des Kindes und Heranwachsenden wenig förderlich wäre. Oder anders ausgedrückt: Der Platz des Partners muß erhalten bleiben und darf nicht etwa durch das Kind eingenommen werden. Eine solche »Vereinnahmung« kann entstehen, wenn die gefühlsmäßige Beziehung der Eltern nicht intakt ist, wenn die Mutter ihre Weiblichkeit mit der Mutterschaft gleichsetzt oder wenn sie ihr Kind alleine erziehen muß.

Diese frühe Erfahrung von Zärtlichkeit, empfangen von der Mutter, die ihrerseits die Nähe des Partners erfährt und von diesem unterstützt wird, bereitet den Weg für das künftige Liebesleben des Kindes. Als Erwachsene können Frauen und Männer in ihren intimen Kontakten für einige Minuten oder Stunden diese Atmosphäre intensiver Gefühle und Sinneseindrücke wiederfinden, die den Reichtum, aber auch die Komplexität des menschlichen Sexuallebens ausmachen.

Die geschlechtliche Unterscheidung

In einer ersten frühen Phase der psychologischen Entwicklung werden sich in einem allmählichen Prozeß alle Säuglinge, und zwar unabhängig vom Geschlecht, der Trennung zwischen sich und der Mutter bewußt. Doch erst viel später, zwischen 18 und 24 Monaten, nimmt schließlich sowohl für Jungen als auch für Mädchen der Begriff der geschlechtlichen Unterscheidung Gestalt an. In diesem Alter beginnt das Kind zu sprechen, und seine in dieser Phase stark ausgeprägte Neugier wird von allem geweckt, was es in seiner Umwelt ergreifen kann. Der stets wache Blick läßt das Kleinkind gewahr werden, daß, wenngleich es dies mitunter nur unter der Kleidung zu vermuten vermag, zwischen Mutter und Vater, zwischen Bruder und Schwester, zwischen Cousin und Cousine anatomische Unterschiede bestehen.

Es steht außer Frage, daß ein derart bedeutender Unterschied dem Kind nicht verborgen bleibt. Selbst wenn die Eltern großen Wert auf »Sittsamkeit« legen, gibt es immer noch genügend Gelegenheiten – in der Kindertagesstätte, am Strand, bei der Geburt eines Babys in der Familie etc. –, bei denen das Kind auf diesen Unterschied aufmerksam wird und seine eigene Anatomie hinterfragt. Die Auswertung spezieller Fragebögen, die sich auf die psychomotorische Entwicklung von Kleinkindern beziehen, hat gezeigt, daß sich Kleinkinder im allgemeinen problemlos dem richtigen Geschlecht zuordnen.

Das kleine Mädchen erlebt diese frühe Lebensphase unter dem Eindruck eines Mangels: Es wird ihm bewußt, daß es anders ist als der Vater oder der Bruder, weil es nicht deren auffallendes Geschlechtsteil hat; es spürt aber auch, daß es nicht wie die Mutter ist, da es weder Schambehaarung noch Brüste besitzt.

Werden kleine Mädchen zu diesem Thema befragt, so antworten sie in ihrer kindlichen Art: »Ich habe gar nichts ...«. Ihre Erklärung ist nachvollziehbar: Da sie lediglich wissen, daß es Männer und Frauen gibt, nicht aber darüber aufgeklärt wurden, daß der Unterschied in der Anatomie der Geschlechter begründet liegt – Jungen haben einen Penis und Mädchen eine Scheide –, kommen viele Mädchen zu dem Schluß, daß sie kein Geschlecht haben bzw. daß dieses »verkümmert« ist.

Dieses Gefühl des Mangels wird häufig durch eine eigentlich harmlose Lehrmethode der Eltern verstärkt:

Durch das Zeigen auf seine Körperteile und deren gleichzeitiger Benennung soll das Kind die Namen lernen. Während die Benennung des Geschlechts beim Jungen keine Probleme macht, fehlt für das Geschlecht des Mädchens häufig eine genaue (anatomische oder geläufige) und zugleich verniedlichende Bezeichnung. Manchmal lassen Eltern ihre kleine Tochter den gleichen Begriff gebrauchen wie den Sohn, was den Grundstein für den ersten großen Irrtum hinsichtlich der sexuellen Identitätsfindung des Mädchens legt: »Mein Bruder und ich, wir haben alle beide einen Schniedel, seiner ist groß und meiner ist ganz klein, meiner ist mißraten.«

Von dieser Verneinung, diesem Fehlen eines eigenen Namens für sein Geschlechtsteil hin zu etwas, das man als Verleugnung des weiblichen Geschlechts bezeichnen könnte, ist es nur ein kleiner Schritt, den das Mädchen vollzieht, ohne sich dessen bewußt zu sein.

Als Erwachsene können viele Frauen problemlos mehrere Bezeichnungen für das männliche Geschlechtsteil aufzählen, während sie für ihr eigenes Geschlecht nicht so viele nennen könnne. Die eher vulgären Ausdrücke, die sie kennen, empfinden sie als »schmutzig«; die verniedlichenden, in der Kindheit verwendeten Namen (»Muschi«, »Minna«) als unpassend und peinlich. So ist es nicht ungewöhnlich, daß erwachsene Frauen ihr Geschlechtsteil nicht einmal in Gedanken mit mehreren Namen benennen – ganz im Gegensatz zu Männern, die stets eine Bezeichnung für das ihre parat haben.

Das weibliche Geschlecht ist dadurch ein eher unbestimmter Körperbereich, den Frauen mit Worten wie »da«, »dort unten«, »wenn es da unten weh tut« umschreiben ... Häufig wird die Scheide mit einem einfachen Loch gleichgesetzt, was wiederum zeigt, wie sehr

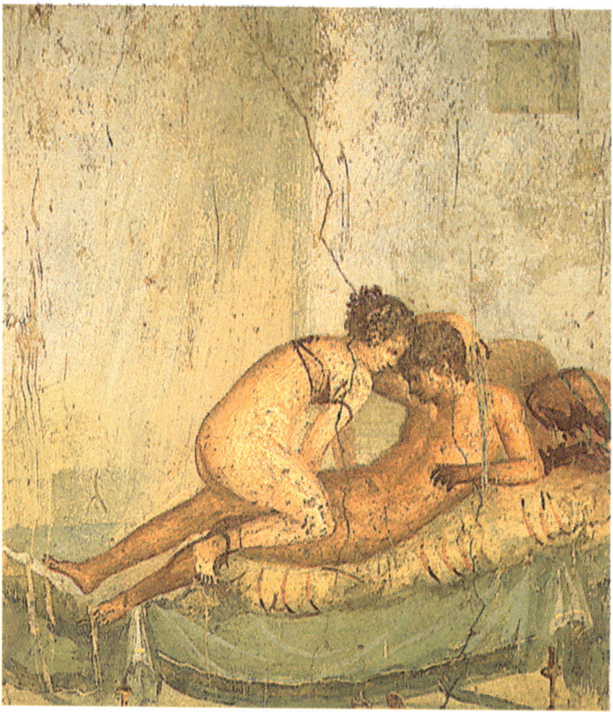

Liebesspiele

»Doch wollte man sie trennen, So stirbt alsbald der Haselstrauch, Wie auch das Geißblatt rasch vergeht. Liebste Freundin, gleichsam ergeht es uns; Weder Sie ohne mich, Noch ich ohne Sie.«
(Lai du Chèvrefeuille, *Marie de France, 12. Jhd.*)
Manche Frauen müssen heftig verliebt sein, um Gefühle wie Verlangen und Lust verspüren zu können, den Körper des anderen, Sinnlichkeit und erotische Spiele entdecken zu wollen. Liebe ist Gefühl und Verlangen zugleich. Durch die physische Kraft, die diese freisetzt, werden die Liebenden einander nahe gebracht und können zum Ausdruck bringen, was sie miteinander verbindet.
Freske in Pompeji
Ph. © G. Dagli Orti.

Frauen das Vorhandensein ihres Geschlechts verleugnen. Seit frühester Kindheit erscheint ihnen die Scheide, die anders als der Penis im Körperinnern verborgen ist und nicht gezeigt, berührt oder benannt werden kann, als etwas Rätselhaftes und Geheimnisvolles.

Ein weniger triebhaftes Verlangen

Die Folge all dessen ist, daß die weibliche Sexualität im Gegensatz zur männlichen stärker nach innen gekehrt und weniger triebhaft*, sprich blockiert oder auch sublimiert* ist. Frauen verspüren im allgemeinen seltener als Männer sexuelles Verlangen bzw. stellen die Liebe weit häufiger über den Geschlechtsverkehr.

Die in der Werteskala somit auf eine hintere Position verdrängte Sexualität gehört nicht zu den wesentlichen Lebenszielen und -inhalten der Frau (»Es gibt wichtigere Dinge, die im Leben zählen.«) und wird von ihr mitunter (fast) vollständig aus ihrem Leben verbannt. Diese Blockierung der Sexualität kann dabei ein bewußter Vorgang sein und aus einer Willensanstrengung resultieren, durch die jegliches Verlangen unterdrückt werden soll. In den meisten Fällen erfolgt sie jedoch vollkommen unbewußt: Die psychischen Mechanismen, die Auslöser sexuellen Verlangens sein könnten, werden transfomiert. Ohne daß die Frau bewußt darauf hingearbeitet hat, wird dadurch eine Verlagerung auf andere Interessenschwerpunkte bewirkt: beruflicher und gesellschaftlicher Erfolg, Familienleben, Religion, Sport, Kunst, Musik ...

Führt das Gefühl des Mangels automatisch zu einem Gefühl der Minderwertigkeit? Es fällt schwer, hier zu verallgemeinern. Fest steht allerdings, daß die sexuelle Identität des Jungen durch seinen Penis, dem er bisweilen eine Art eigenständige Existenz zuweist, gestärkt wird, während dies beim Mädchen nicht der Fall ist. Kleine Jungen sprechen von ihrem Penis in der Regel in der dritten Person (»er«), sie personifizieren ihr Geschlecht (»er ist zufrieden, unzufrieden, brav, nicht brav ...«).

Untersuchungen haben gezeigt, daß Kinder in einem bestimmten Alter Gegenstände der anderen besitzen wollen. Das Beispiel vom Baby am Strand, das unbedingt die blaue Schaufel eines anderen Kindes haben will, obwohl es eine eigene, allerdings rote Schaufel besitzt, gibt eine annähernde Vorstellung von dem, was manche Mädchen empfinden müssen, wenn der Bruder stolz seinen »Schniedel« zur Schau trägt, den sie auch so gerne hätten ...

Die Neugier, die Kinder den geschlechtlichen Körperpartien entgegenbringen und das sehr früh entwickelte Bewußtsein, daß Vater und Mutter nicht identisch sind, wurden von Sigmund Freud (1856–1939), dem Vater der Psychoanalyse, untersucht. Eine seiner Theorien besagt, daß Kinder, die nicht über den Unterschied zwischen den Geschlechtern aufgeklärt werden, psychische Störungen davontragen können. Und zwar nicht nur Mädchen, die sich einen Penis herbeisehnen, den sie nicht haben, sondern auch Jungen. Laut Freud gelangen nämlich Kinder, die nicht über die anatomischen Unterschiede von Mann und Frau aufgeklärt wurden, zu der Überzeugung, alle Lebewesen würden mit einem Penis geboren, der in bestimmten Fällen, beispielsweise als Strafe, wieder entfernt werden kann. Freud spricht vom Kastrations-Komplex*. Während der Junge also fürchten muß, eines Tages seinen Penis zu verlieren, wächst das Mädchen in dem Glauben auf, daß sie einmal einen Penis hatte und daß dieser ihr weggenommen wurde.

Um Gefühle wie Frustration und Ungerechtigkeit (»Jungen haben ein Geschlechtsteil, ich aber habe keines.«) gar nicht erst aufkommen zu lassen, sollte Mädchen und Jungen möglichst früh erklärt werden, daß es zwei Geschlechter gibt, die sich anatomisch durch ein jeweils eigenes spezifisches Geschlechtsteil voneinander unterscheiden (Penis und Scheide, oder auch »Pimmel« und »Muschi«), anstatt sie in dem Glauben zu lassen, daß manche Menschen ein Geschlechtsteil haben, andere dagegen nicht.

Wie dem auch sei, das Mädchen hat nun zwar keinen Penis, besitzt dafür aber eine Gebärmutter, von der es allenfalls den Namen kennt, ansonsten jedoch keine genaue Vorstellung hat, da sie unsichtbar im Inneren des Körpers verborgen ist. Das Mädchen weiß allerdings schon sehr früh, daß dieses Organ die Funktion hat, »Kinder zu machen«. Die Möglichkeit, eines Tages Kinder zu gebären – etwas, wozu ein Junge nicht in der Lage ist –, kann zumindest teilweise die Enttäuschung, keinen Penis zu besitzen, kompensieren: »Er hat sich über mich lustig gemacht, weil ich nicht so einen Pimmel habe wie er. Da hab' ich ihm gesagt, daß ich dafür einen ganz besonderen Beutel habe, mit dem ich Kinder bekommen kann!«

Dieser Vergleich kann allerdings dazu führen, daß die mütterliche Seite der Weiblichkeit stärker gewichtet wird – zum Nachteil der sexuellen Seite. Oder anders ausgedrückt: Junge zu sein bedeutet, einen Penis zu besitzen; Mädchen zu sein bedeutet, Kinder zu bekommen. Zwischen männlichem und weiblichem Geschlecht bestehen unterschiedliche Wertigkeiten, die dazu führen, daß Jungen und Mädchen von frühester Kindheit an stereotype Geschlechterrollen zugewiesen werden, aus denen sie sich als Erwachsene nur schwer wieder lösen können.

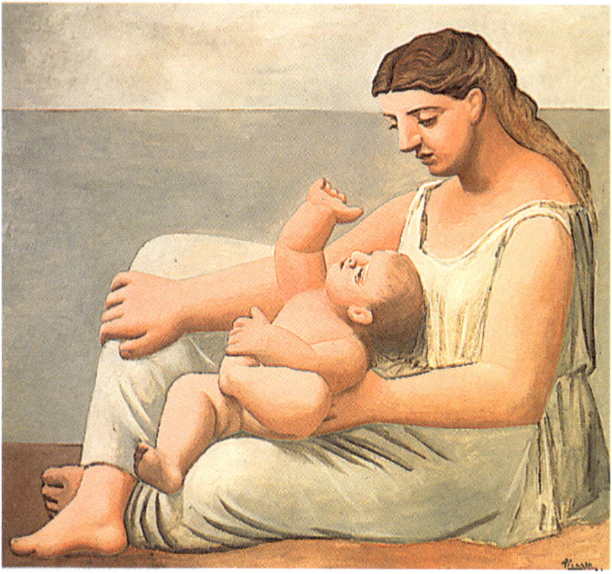

Mutterschaft

»Oh, die Liebe einer Mutter! Eine Liebe, die niemand je vergißt ... Jeder trägt seinen Teil von ihr in sich, und alle besitzen wir sie gänzlich.«

(Victor Hugo, Les Feuilles d'automne [Herbstblätter], *I, »Ce siècle avait deux ans«, 1831.)*

Die Weiblichkeit besitzt zwei Pole, Sexualität und Mutterschaft, die sich im Idealfall in völligem Gleichgewicht zueinander befinden. Manchmal jedoch erlangt einer dieser beiden Pole ein größeres Gewicht als der andere. Dann definiert sich die Frau entweder allein über die sexuelle Seite ihrer Persönlichkeit, mit der Weigerung, Mutter zu sein. Oder aber sie identifiziert sich umgekehrt ausschließlich in der Mutterrolle, die letztlich zur einzig wichtigen in ihrem Leben wird und jegliches sexuelles Verlangen vollkommen verdrängt.

Pablo Picasso, Femme et enfant au bord de la mer *(»Frau und Kind am Meer«), Chicago, Art Institute.*

Als Erwachsene definieren Frauen ihre Sexualität über ihre Verführungskraft und die (Liebes-)Gefühle, die sie für den Partner empfinden; Geschlechtsverkehr wird eher als Mittel zum Zweck betrachtet (nämlich Kinder zu bekommen), als daß er von dem Bedürfnis nach sexuellem Vergnügen und sexueller Erfüllung gesteuert wird. Und nur wenige Frauen machen sich im Gegensatz zu den Männern über ihre geschlechtliche Anatomie große Gedanken. Sie glauben, daß Figur, Busen, Haare, Gesicht stärkeres Zeugnis ihrer Weiblichkeit sind als Vulva und Vagina.

Sobald der Junge »trocken« ist und gelernt hat, seinen Intimbereich rein zu halten, nutzt er jede Gelegenheit, seinen Penis zu berühren. Ganz im Gegensatz zum Mädchen, das, obgleich es um die Sensibilität seiner Scheide weiß, intime Berührungen vermeidet, um sein Umfeld nicht zu verstimmen. Sich zu »befummeln« wird auch heute noch als Ausdruck eines übersteigerten sexuellen Interesses betrachtet, das fast schon an Perversion grenzt. Für Kinder ist dies jedoch das einfachste und zugleich beste Mittel, erste Erfahrungen mit der Lust zu machen.

Während fast alle männlichen Heranwachsenden masturbieren – wenngleich zuweilen auch mit Schuldgefühlen –, ist Selbstbefriedigung bei jungen Mädchen oder Frauen weitaus seltener. Es scheint, als hätten sie die Entdeckungen ihrer frühen Kindheit komplett vergessen. Sicherlich trifft dies nicht auf alle weiblichen Jugendlichen zu, hinsichtlich der Häufigkeit ist der Unterschied zwischen den Geschlechtern jedoch frappierend ist.

In unserem Kulturkreis kann ein Mädchen zur Frau reifen, ohne sich bewußt zu werden, daß es ein Geschlecht besitzt, da die Scheide im weiblichen Körperschema* fehlt. Die sexuelle Identität der erwachsenen Frau wird durch sekundäre Geschlechtsmerkmale, die spätere Mutterschaft und soziale Qualitäten bestimmt. Der Mann kann im allgemeinen die Triade Männlichkeit – Penis – Sexualität problemlos in Einklang bringen und ausleben; der Frau hingegen fällt die Assoziation Weiblichkeit – Scheide – Sexualität nicht ganz so leicht. Für ein harmonisches Geschlechtsleben und Spaß am Sex ist es jedoch unerläßlich, daß beide Geschlechtspartner ihre sexuelle Identität gefunden haben und daß vor allem die Frau ihre Weiblichkeit in diese integriert hat.

Die Rolle der Eltern

Für die Entwicklung der sexuellen Identität sind neben biologischen und anatomischen auch psychologische Aspekte von Bedeutung. Dabei spielt jedes Elternteil für sich eine wichtige Rolle: Während sich das junge Mädchen in der Mutter wiedererkennt, hilft ihr der Vater, sich vom anderen Geschlecht abzugrenzen.

Die Mutter dient der Tochter als Vorbild oder Modell, mit dem sie sich identifiziert. Dabei ist die Tochter zwar bestrebt, Frau zu werden wie die Mutter, der sie naturgemäß geschlechtlich ähnelt, möchte diese aber nicht einfach kopieren, sondern vielmehr ihre eigene sexuelle Identität entwickeln. Für ein Kind ist es wichtig, daß das gleichgeschlechtliche Elternteil ihm ein positives Bild seines Geschlechts vermittelt. Nur so kann verhindert werden, daß es das eigene Geschlecht beziehungsweise die eigene Person ablehnt.

Die Tochter einer glücklichen Mutter zu sein, die in ihrem Leben Erfüllung findet und die sich selbst als Frau annimmt, erleichtert die Identifizierungprozesse zwischen Tochter und Mutter ganz erheblich. Eine nicht berufstätige Mutter kann daher durchaus ein »gutes Vorbild« für ein junges Mädchen sein, das studieren und im Beruf erfolgreich sein möchte, wenn die von ihr ausgesendete Botschaft lautet: »Es ist schön, eine Frau zu sein.« Dies steht in keinerlei Widerspruch zur gesellschaftlichen Entwicklung, die es heute Frauen ermöglicht, einen Beruf zu erlernen, zu studieren und zu arbeiten.

Im Gegensatz hierzu kann es vorkommen, daß eine berufstätige und erfolgreiche Mutter, die sich jedoch von den Konkurrenzkämpfen zwischen Mann und Frau noch nicht befreit hat, für den Identifizierungsprozeß der Tochter kein gutes Modell ist: Diese Mutter bewahrt in ihrem Innern Gefühle vermeintlicher Minderwertigkeit oder der Benachteiligung gegenüber den Männern, was sie sich allerdings unter Umständen nicht eingestehen mag und vermittelt der Tochter somit eine ganz andere Botschaft. Außer der Mutter kann aber auch eine andere dem Mädchen nahestehende Frau ihr als Modell für die Entwicklung ihrer sexuellen Identität dienen.

Die Tatsache, daß Generationen von Frauen über Jahrhunderte hinweg unterdrückt wurden, hat wesentlich dazu beigetragen, daß noch heute viele Frauen Gefühle der Frustration empfinden. Nachdem ihnen so lange Zeit verweigert worden war zu studieren, ihr eigenes Hab und Gut zu verwalten, zu wählen oder einen Beruf auszuüben, setzen die Frauen bei ihrer Selbstverwirklichung heute auf die Ausschöpfung ihrer intellektuellen und künstlerischen Fähigkeiten ... Weiblichkeit darf für sie nicht auf Werte reduziert werden, die ihnen restriktiv und veraltet erscheinen. Zu heiraten und Kinder zu bekommen genügt vielen Frauen einfach nicht mehr.

Hinzu kommt, daß junge Mädchen und Frauen im allgemeinen nur sehr wenig über ihre Sexualität wissen. Mit dem Einsetzen der ersten Regelblutung, die lediglich registriert, nicht aber gefeiert wird, wie dies in anderen Kulturen üblich ist, wird das junge Mädchen vor dem Risiko einer nun möglichen Schwangerschaft gewarnt. Und wieder geht es einzig und allein um das Kinderkriegen. Nur wenige Mütter oder Eltern sprechen dagegen mit ihrer Tochter über das Vergnügen der körperlichen Liebe. Schlimmer noch, seit dem Auftreten von Aids ist Geschlechtsverkehr zunehmend zum Synonym für Gefahr geworden. Themen wie Lust, Verliebtsein oder sexuelles Verlangen werden von den Eltern nach wie vor eher ungern angesprochen und dann in erster Linie aus der Sorge um die physische Gesundheit ihrer Tochter und weniger aus der Sorge um ihre psychische und sexuelle Unversehrtheit. Dem jungen Mädchen kann seine Sexualität in der Folge als nicht existent, vollkommen uninteressant oder beunruhigend erscheinen. Nur sehr selten empfindet es diese als das, was sie tatsächlich ist: einen natürlichen und grundlegenden Trieb des Lebens.

In der heutigen Zeit haben traditionelle Modelle und Anschauungen keinen Bestand mehr. Das Bild der leicht rundlichen Mutter im Kreise ihrer zahlreichen Kinder ist überholt. Die Vorstellung, der größte Wunsch der Frau sei es, zu heiraten und viele Kinder zu bekommen, mag zwar noch in Märchen weiterleben, in der Realität jedoch hat sich dieses Bild im Laufe der Zeit stark gewandelt, ja fast schon ins Gegenteil verkehrt. Heute trifft man immer häufiger auf die Weigerung, Weiblichkeit mit Begriffen wie Fruchtbarkeit oder auch rundlichen Formen gleichzusetzen. Die schwangere Frau mit prall gefüllten Brüsten, ausladenden Hüften und rundem Bauch entspricht längst nicht mehr dem Schönheitsideal. Auch und vor allem die Medien vermitteln ein ganz anderes Bild: Der weibliche Idealtypus wird ausnahmslos durch große, schlanke Frauen mit straffer Haut verkörpert. Wenn wundert es da, daß so viele junge Mädchen und Frauen an Magersucht leiden? Die Mehrzahl dieser Frauen versucht, dem von den Medien suggerierten Idealbild zu entsprechen. Sie möchten genauso aussehen wie die Models in Modezeitschriften und hungern sich dafür bisweilen zu Tode.

Aus dem Blickwinkel der Sexualität betrachtet, erhält dieses Bild der modernen Frau eine andere Dimension: Im Grunde zeigt sich hierin eine Ablehnung der Weiblichkeit. Noch im Alter von zehn Jahren haben Jungen wie Mädchen eine androgyne Figur; in Jeans und Turnschuhen, die Haare kurz geschnitten, werden Mädchen in diesem Alter leicht für Jungen gehalten. In der Pubertät jedoch werden die Unterschiede zwischen beiden Geschlechtern deutlich. Während die Jungen die Veränderungen ihres Körpers problemlos akzeptieren – sie sind stolz darauf, einen Bart zu haben, breitere Schultern zu bekommen und muskulöser zu werden –, fühlen sich die jungen Frauen im allgemeinen eher unwohl in ihrer Haut. Denn unter dem Einfluß ihrer Sexualhormone wachsen nicht etwa die Muskeln wie bei den männlichen Altersgenossen, sondern es zeigen sich verstärkt die noch vor nicht allzu langer Zeit so beliebten typischen weiblichen Rundungen. Durch diese körperlichen Veränderungen werden die jungen Frauen plötzlich mit einer Weiblichkeit konfrontiert, von der sie im Grunde stets eine negative Vorstellung hatten. Sie müssen sich als Frau akzeptieren (sollte man sagen »nur« als Frau?), während sie sich in eine Welt hineinversetzen, die jener der Jungen und Männer ähnelt.

Die schwierige Zeit der Pubertät »siegreich« überstanden zu haben bedeutet, sich selbst gefunden und seine eigene Persönlichkeit abgesteckt zu haben. Um dies zu erreichen, haben junge Menschen gewöhnlich Vorbilder: Mädchen interessieren sich für andere junge Mädchen, für Erwachsene aus ihrem Umfeld oder auch für berühmte Vertreterinnen ihres Geschlechts. Während dieser Zeit durchlaufen viele weibliche Heranwachsende, insbesondere wenn der Prozeß der Identifizierung mit der Mutter gestört ist, eine sogenannte homophile* Phase, in der sie sich stark von anderen Mädchen oder Frauen angezogen fühlen und diese auf der Suche nach sich selbst zu kopieren suchen. Dies kann soweit gehen, daß sie Gefühle der Verliebtheit empfinden oder auch sexuelle Erfahrungen mit Frauen machen (erotische Spiele, die mehr oder weniger weit gehen), was nicht zu dem voreiligen Schluß führen darf, sie seien homosexuell veranlagt. Häufig ist es eine etwas reifere Frau, die jenes Ideal verkörpert, das die Heranwachsende später einmal erreichen möchte. Nach dieser homophilen Phase wird sie genügend Selbstvertrauen gewonnen haben und ein ganz »normales«, vollkommen erfülltes heterosexuelles Leben führen können, ohne daß sie sich sexuell zu anderen Frauen hingezogen fühlt.

Die sexuelle Entwicklung des jungen Mädchens ist nicht ausschließlich durch die mehr oder minder qualvolle Suche nach der eigenen Identität bestimmt, sondern auch durch seine Suche nach dem sexuellem Vergnügen: die ersten Flirts, die ersten Küsse, die ersten Zärtlichkeiten und die ersten sexuellen Kontakte mit Jungen.

Es ist zu beobachten, daß junge Mädchen in dieser Entwicklungsphase verstärkt masturbieren und hierbei Phantasien mit zumeist sexuellem Bezug ausleben.

Hierauf werden wir an späterer Stelle noch zu sprechen kommen.

Die Beziehung zur Mutter ist das erste Stadium der emotionalen Entwicklung des Neugeborenen, unabhängig von dessen Geschlecht. Je älter das Kind wird, um so wichtiger werden Präsenz und Rolle des Vaters für seine psychoemotionale Entwicklung. Im Alter von etwa vier Jahren beginnt die sogenannte ödipale Phase, in der das Kind versucht, eine besondere Beziehung zum gegengeschlechtlichen Elternteil aufzubauen. Der Ödipus-Mythos, der auf die griechische Antike zurückgeht und in der psychoanalytischen Interpretation Sigmund Freuds als Ödipus-Komplex* »aktualisiert« wurde, wird häufig als Schicksal oder Los des Jungen betrachtet. Er stellt die Liebe des Sohnes zur Mutter in den Vordergrund, eine Liebe, die er nicht bereit ist mit dem Vater zu teilen.

Selbst wenn man davon ausgehen kann, daß es beim Mädchen ein Äquivalent zum Ödipus-Komplex gibt, von C.G. Jung (1875–1961) als Elektra-Komplex bezeichnet, bestehen doch zwischen Jungen und Mädchen im Hinblick auf die zugrundeliegenden psychischen Mechanismen Unterschiede. Mit dem Einsetzen der ödipalen Phase entwickelt der Junge Rivalitätsgefühle gegenüber dem Vater, dem Partner der Mutter, was je-doch nicht dazu führt, daß er sich von der Mutter, seinem ersten Liebesobjekt, abwendet. Das Mädchen hingegen, das sich dem Vater zuwendet und dessen Aufmerksam-keit zu erringen versucht, muß sich in gewisser Weise von der Mutter, ihrem ersten Liebesobjekt, abwenden und mit dieser in Wettstreit um den Vater treten. Ein liebevoller und verständnisvoller Vater, der zugleich das ödipale Verbot durchzusetzen vermag (»Ich bin der Mann deiner Mutter, und ich werde es auch bleiben.«), ermöglicht es der Tochter, eine besondere Beziehung voller Liebe und Vertrauen zu ihm aufzubauen. Diese wird ihr helfen, in ihrer Situation als Tochter glücklich zu sein und später einmal einen Mann lieben zu können – und zwar um so unbeschwerter, je stärker und vertrauensvoller diese erste Mann-Frau-Bindung für sie gewesen ist.

Die Liebe aus weiblicher Sicht

»Die Liebe ist das einzige Gefühl,
in dem sich Realität und Traum miteinander
vermischen ...«
Jean-Pierre Otte, *Histoires du plaisir d'exister*

Die Gefühle

Es gilt als unbestrittene Tatsache, daß Frauen Liebe und Sexualität sehr gefühlsbetont erleben. Eine Tatsache, die zu der etwas voreiligen Behauptung führt, daß »vor allem Frauen Liebesgeschichten mögen«. Natürlich mögen auch Männer Liebesgeschichten, nur zeigen sie dies meist nicht offen, aus Angst, als Schwächlinge zu gelten. Aus dem gleichen Grund fällt es ihnen auch viel schwerer, Liebesbezeugungen oder Koseworte zu äußern.

Was den Bereich der Sexualität anbelangt, entsteht das Verlangen der Frau im allgemeinen aus dem Liebesgefühl heraus und nicht etwa umgekehrt. Die Dynamik des sexuellen Verlangens beider Geschlechter ließe sich etwa folgendermaßen zusammenfassen: Der Mann empfindet als erstes sexuelles Verlangen, aus dem sich danach Liebesgefühle entwickeln können; bei den meisten Frauen hingegen ist es genau umgekehrt – erst das Gefühl und dann der Sex. Viele Frauen können sich nicht vorstellen, Verlangen zu verspüren, ohne zu lieben; das Liebesgefühl ist für sie der Schlüssel zum Verlangen. Nicht der Sexualtrieb ist dominant oder führt unter Umständen zum physischen Lustempfinden, sondern allein das Gefühl. Sex ohne Liebe empfinden viele Frauen als zu »animalisch«; die Liebe hingegen erlaubt es, den Trieb zu transzendieren, das heißt, ihn auf eine höhere Stufe zu erheben.

Dieses Thema ist auch Gegenstand einiger Märchen, wie zum Beispiel in *Die Schöne und das Biest*, wo das keusche und unberührte Mädchen von der Liebe zu einem schönen Jüngling träumt. Das Schicksal will es jedoch, daß sie einem gräßlich entstellten Tier begegnet. Ihr Mitleid für das erbärmliche Geschöpf ist so groß, daß sie ihm ihre Hilfe und Zuneigung nicht verweigern kann und sogar bereit ist, sich ihm hinzugeben, um es zu erretten. Da verwandelt sich das Ungeheuer plötzlich in den schönen Jüngling, den sich das Mädchen so sehr gewünscht hatte. Die Lehre, die wir aus diesem Märchen ziehen sollen: Man muß die rohe und beängstigende Seite der Liebe akzeptieren können, um Verstand und Gefühl miteinander zu verbinden. Dem Mann fällt es in der Liebe leichter, in seinem Innern triebhafte, emotionale und soziale Elemente nebeneinander existieren zu lassen. Er kann Verlangen empfinden, ohne zu lieben oder verliebt zu sein; er kann die Frau lieben, die er begehrt, und mit jener schlafen, die er liebt.

Bei Frauen gestaltet sich die Beziehung zwischen Gefühl und Sexualität etwas komplizierter. Ihr Sexualtrieb ist insbesondere dann unterdrückt, wenn sie aufgrund ihrer Erziehung Sexualität mit Schuldgefühlen verbinden. Während einige Frauen nur sexuelles Verlangen verspüren können, wenn sie die Liebe ausklammern und ihre Sinnlichkeit nur mit Zufallsbekanntschaften ausleben können, die sie nie wiedersehen werden und mit denen sie niemals eine längere Beziehung eingehen würden, ist die Zahl derer sehr viel größer, die ihren Sexualtrieb so weit unterdrückt haben, daß sie trotz intensiver und erwiderter Liebesgefühle kein sexuelles Begehren verspüren. Ihnen genügt es, Zärtlichkeiten auszutauschen, sich beim geliebten Mann anzulehnen, in seinen Armen zu liegen, ihn zu küssen ... mehr nicht, so als hätte ihr auf den Verstand fixiertes Ich den Bereich Sexualität völlig ausgeklammert. Während der Mann von Natur aus Verlangen spürt, wenn er liebt, sieht die Frau in diesem Begehren möglicherweise eine Verneinung ihres Wesen, eine Reduzierung ihrer Weiblichkeit auf ein Organ (Scheide), in dem sie sich nicht wiedererkennt.

Man kann sich leicht vorstellen, zu wie vielen Mißverständnissen unter (Ehe)Paaren diese falsche Einschätzung geführt hat und noch führt: Der Mann, der begehrt, glaubt hierdurch einen Beweis seiner Liebe zu erbringen. Niemals käme es ihm in den Sinn, daß seine doch augenscheinlich so feminine Partnerin seine Erektion als eine Art Geringschätzung oder Abwertung ihrer Person empfinden könnte.

Männer und Frauen haben hinsichtlich ihrer sexuellen Identität ganz eigene grundlegende Wertvorstellungen. Wir haben gesehen, daß die sexuelle Identität beim Jungen in erster Linie durch den Penis definiert ist, während Charakter und äußeres Erscheinungsbild zweitrangig sind. Für die Entwicklung der sexuellen Identität des Mädchens hingegen ist gerade letzteres sehr wichtig und die Tatsache, daß sie eine Vagina besitzt, eher nebensächlich.

Diese Unterschiede sind für das Geschlechtsleben von großer Bedeutung: In einer Liebes- und sexuellen Beziehung erwartet jeder Partner vom anderen eine narzißtische* Bestätigung, das heißt die Bestätigung des Frauen- bzw. Männerbildes, das sie/er sich auf der Basis ganz persönlicher Kriterien bezüglich Weiblichkeit bzw. Männlichkeit gemacht hat.

Eine Frau, die großes sexuelles Interesse am Geschlechtsteil ihres Mannes zeigt, signalisiert diesem eine große Wertschätzung seiner Männlichkeit mit dem Penis im Mittelpunkt. Dies veranlaßt den Mann im Gegenzug zu der verständlichen Schlußfolgerung, daß sein sexuelles Verlangen nach seiner Frau dieser ein positives Bild ihrer Weiblichkeit vermittelt. Häufig ein Trugschluß, denn die Frau erwartet zur Bestätigung ihrer Weiblichkeit von ihrem Partner vielmehr zärtliche Liebesschwüre, Blicke, Komplimente über ihre Person und das, was sie tut, Beweise der Zuneigung ... Von Patientinnen, die Probleme mit dem starken sexuellen Verlangen ihrer Männer haben, ist am häufigsten folgende Aussage zu hören: »Was ich brauche, ist nicht sein Verlangen, mit mir zu schlafen, sondern seine Liebe ...«

Die Wahl des Partners

Das Gefühl der sexuellen Minderwertigkeit, das sie als Mädchen empfunden haben, ist bei Frauen bis ins Erwachsenenalter hinein mehr oder weniger stark präsent. Dies hat unter anderem zur Folge, daß ihre Erwartungen bei der Partnersuche weniger sexueller, sondern vornehmlich narzißtischer Natur sind. Eine Frau erwartet vom Mann, daß er es vermag, seine starken sexuellen Triebe zu zügeln, um zu entdecken, wer sie wirklich ist und was sie mag, damit sich zwischen ihnen nicht nur eine physische und sexuelle, sondern vor allem eine psychische Intimität entwickelt. Diese Intimität äußert sich in zärtlichen Worten und Blicken, liebevollen Gesten und Berührungen, die nicht zwangsläufig zum Geschlechtsverkehr führen sollen, und zwar auch noch in einer Beziehung, die bereits mehrere Monate oder Jahre besteht.

Dies bedeutet, daß die Kriterien, nach denen die Frau den idealen Partner ausgewählen wird, in erster Linie das Verhalten und nicht so sehr das Körperliche betreffen. Sein Blick muß ihr sagen, daß er sie einzigartig und schön findet (ihre Augen, ihre Hände, die Zartheit ihrer Haut ...); sie erwartet, daß er ihr zärtliche Worte ins Ohr flüstert, sie liebkost und sich Zeit zum Gespräch nimmt. Denn mit ihrem Partner zu reden, über dies und jenes, über das, was sie am Tag erlebt hat, was bei der Arbeit vorgefallen ist, ist für Frauen keinesfalls verlorene Zeit, sondern Zeit, die sie der Beziehung widmen, die es ihnen erlaubt, die psychische Intimität, von der zuvor die Rede war, wiederzufinden.

Niemand wird bestreiten, daß die Liebe sehr viel von uns fordert. Die Frau erwartet vom Mann, den sie liebt, daß er Verständnis zeigt und geduldig ist, daß er in die Rolle des »Märchenprinzen« schlüpfen kann, um ihre sentimental-romantischen Bedürfnisse zu befriedigen, daß er zudem Ehemann und treuer Gefährte ist, der ihr einen bestimmten sozialen Status sichert, der ihr Halt gibt und der eines Tages einen guten Vater für ihre Kinder abgeben wird. Zu all dem kann bisweilen die (unbewußte) Hoffnung kommen, die Emotionalität der Beziehung zum Vater wiederzufinden, diesem Mann, der so gut zuhören, führen, beruhigen, entscheiden konnte.

Dies sind natürlich völlig utopische Erwartungen, die selbst der »beste« Mann nicht erfüllen kann. Wenn die Frau nicht bereit ist, sich mit ihren Vorstellungen der Realität zu nähern, wird sie große Gefahr laufen, eine herbe Enttäuschung zu erleben. Klagen, die wir in unserer Sprechstunde sehr häufig zu hören bekommen, betreffen daher vor allem die Veränderungen, die seit dem Kennenlernen beim Partner beobachtet werden: Wirklich offenkundig ist zumeist allein mangelndes Verlangen. Doch dahinter verbirgt sich in der Regel eine Enttäuschung, die sich die Frau nicht eingestehen will bzw. sich nicht eingestehen kann. Um weiterhin begehrt zu bleiben, muß der Mann fortwährend möglichst viele Anforderungen, die an ihn als »Idealpartner« gestellt werden, erfüllen.

Die Zwiespältigkeit der Rollen in der Partnerschaft

Die noch recht junge Entwicklung der heutigen Rolle der Frau in der Gesellschaft hat keinesfalls zu einer Vereinfachung der Problematik beigetragen. Die moderne Frau möchte heute eigenständig sein und eine entscheidende Rolle in der Partnerschaft spielen. Sie wünscht sich einerseits, daß ihr Ehemann ihre Meinung wertschätzt, ist aber andererseits im Grunde immer noch der Ansicht, daß ein Mann kein »echter Kerl« ist, wenn er dem Druck seiner Frau nachgibt.

Die Wünsche und Vorstellungen der Frau sind sehr komplex, und ihre Zwiespältigkeit ist offensichtlich. Im allgemeinen ist die Frau diejenige, die möglichst schnell Stabilität in die Liebesbeziehung zu bringen versucht, um eine Vertrauensbasis zu schaffen, die für sie Voraussetzung für sexuelles Verlangen ist. Die Vorstellung von der ewigen Liebe erlaubt es ihr, Gegenwart, Vergangenheit und Zukunft zu vereinen: Die Gegenwart wird vom geliebten Mann ausgefüllt, während Vergangenheit und Zukunft im Hinblick auf eine mögliche Mutterschaft miteinander verschmelzen.

Schon als kleines Mädchen war ihr bewußt geworden, daß sie anstelle eines Penis ein Körperteil hat, mit dem sie später einmal Kinder gebären kann. Die Aussicht auf eine dauerhafte Beziehung ermöglicht es ihr, dieser Mutterschaft näher zu rücken, eine Art Brücke zu schlagen zwischen dem Mädchen und der Frau, zwischen Vergangenheit und Zukunft. Dieser Zukunftsentwurf weckt ihr Verlangen und entfacht ihre Leidenschaft, und vom Mann verlangt sie daher schon sehr schnell – für ihn häufig viel zu schnell –, daß er ihr verspricht, ihre Beziehung sei »etwas Ernstes«.

Die Erwartungen der Frau an den Mann gehen aber auch noch in eine andere Richtung: Der Mann, den sie begehrt, verkörpert zugleich den Helden, den Edelmann, den Märchenprinzen aus der Traumwelt ihrer Kindheit und Jugendzeit, dem es gelingt, die Magie und Poesie dieser Träume durch die Liebe wiederaufleben zu lassen. Die Alchimie des Verlangens ist somit eine subtile Mischung aus Vertrauen und Rätselhaftem.

Manche Frauen können nur in einer emotional stabilen Beziehung wirkliches Verlangen empfinden und sich völlig gehen lassen; andere hingegen fühlen sich körperlich stärker angezogen, wenn die Beziehung spielerisch-verträumt, unvorhersagbar und voller Überraschungen, eben einfach »nicht gewöhnlich« ist. Die meisten Frauen suchen einen Mittelweg, der ihnen von beidem etwas bietet: Für sie bedarf es einerseits Gefühle der Sicherheit und Geborgenheit, zum anderen aber auch Lebendigkeit und Abwechslung, um sexuelles Verlangen entstehen zu lassen und – vor allem – aufrechtzuerhalten. Für den Partner ist dies eine äußerst schwierige Situation, da er zwei Personen in einer zu sein hat – sowohl treuer Gefährte und Ernährer als auch stürmischer, einfallsreicher Liebhaber.

Um absehbaren Enttäuschungen vorzubeugen, sollte sich die Frau der Zwiespältigkeit der Rollen bewußt sein, die sie ihrem Partner abverlangt. Es besteht die Gefahr, daß er es ihr unter Umständen nie recht machen kann und gerade dann ernst und vernünftig ist, wenn sie sich wünschte, er wäre ausgelassen, tollkühn und ein wenig verrückt. Umgekehrt könnte sie ihm vorwerfen, daß er es in einem anderen Moment wiederum an Vernunft und Ernsthaftigkeit mangeln läßt ...

Sehr viele Patientinnen beklagen, daß ihr Verlangen nach dem Partner mit dem Fortschreiten der Beziehung nachläßt. Liebe und Begehren werden im Laufe der gemeinsam erlebten Tage und Nächte in der Konfrontation mit der Realität auf eine harte Probe gestellt. Eines Tages muß die Frau möglicherweise erkennen, daß der andere nicht dem Bild entspricht, welches sie sich von ihm gemacht hat. Dabei hat sich der andere nicht unbedingt verändert, die Frau hat jedoch auf ihn als reale Person ihre Vorstellung eines perfekten Wesens projiziert, das all ihre Wünsche und Erwartungen erfüllen würde. Um die Beziehung nicht zu gefährden, muß sie daher lernen, den Mann als reale Person zu lieben und zu akzeptieren und nicht etwa das Bild, das in ihrer Imagination* von ihm existiert.

Sexualität und Sinnlichkeit

Für die meisten Frauen ist Sexualität Bestandteil eines viel größeren, übergeordneten Bereiches: der Sinnlichkeit. Das phallische Vergnügen, welches der Mann schon bei seinen ersten sexuellen Kontakten empfindet, läßt sich in keiner Weise mit den sich häufig erst nach und nach entwickelnden vaginalen Gefühlsempfindungen der

Frau vergleichen. Liebesschwüre und Beweise der Zuneigung sensibilisieren zwar die Gefühle der Frau, sind aber nicht immer ausreichend, um das durch sehr viel Sinnlichkeit geprägte weibliche Verlangen zu wecken. Natürlich gilt dies nicht für alle Frauen, und es gibt sicherlich einige, die ein eher sexuelles denn sinnliches Verlangen verspüren. Insgesamt betrachtet sind Frauen jedoch zärtliche Gesten, Liebkosungen, streicheln und küssen wichtiger. Es fällt ihnen sehr schwer, nach einer bestimmten Zeit ohne körperlichen Kontakt – sei es weil der Mann für einige Tage verreisen mußte, sei es ein einfacher Arbeitstag – sogleich spontan mit dem Partner zu schlafen.

Von den verschiedenen Sinnen, über die der Mensch verfügt, ist bei Frauen der Tastsinn ganz besonders ausgeprägt. Er ruft Erinnerungen an die Lustempfindungen der frühen Kindheit wach (in den Armen gewiegt, gestreichelt und geküßt zu werden) und spricht, vergleichbar einer Liebkosung, bei vielen Frauen deren emotionale, empfindsame Seite an. Im Vergleich hierzu wird das körperliche Verlangen des Mannes sehr leicht als zu direkt, wenig einfühlsam, ja fast schon aggressiv und rücksichtslos empfunden, wenn er nicht gelernt hat, sich im Zaum zu halten. Die Entfaltung des weiblichen Verlangens läßt sich recht anschaulich mit dem Tanz vergleichen, einem Spiel von Verführung und Annäherung, bei dem zunächst alles mit Blicken und leichten, unverfänglichen Berührungen beginnt und der Kontakt, die Berührungen zwischen den Partnern Schritt für Schritt intensiver und fordernder werden.

Worte voller Zärtlichkeit, kleine Aufmerksamkeiten sind Streicheleinheiten für die weibliche Seele, die angerührt werden muß, um Begehren zu verspüren. Für viele Frauen sind diese Gesten Ausdruck von Liebe und somit Bestandteil des Vorspiels. Ein Begrüßungskuß am Abend, ein kurzer Telefonanruf während des Tages, ein kleiner Blumenstrauß, ein ›Ich liebe Dich‹, eine spontane Zärtlichkeit ohne sexuelle Absicht ... sind ebenso wichtig wie das, was gemeinhin als Liebesvorspiel bezeichnet wird. Letzteres ist insbesondere für die sinnliche Harmonie eines Paares von Bedeutung, da es die sexuelle Erregung der Frau ansteigen läßt. Der weibliche Körper besitzt zahlreiche erogene Zonen, und da die Unterschiede zwischen den körperlichen Empfindsamkeiten des Mannes und der Frau recht groß sind, ist es für ein Paar wichtig, den Körper des Partners genau kennenzulernen.

Beim Geschlechtsverkehr erleben zwei Menschen die Berührung ihrer Körper mit der größten Intensität und Intimität, da die nackte Haut des einen die des anderen berührt. Das Paar verschmilzt zu einer Einheit, und die Bedeutung des Tastsinns erscheint derart vorrangig, daß allzu leicht vergessen oder unterschätzt wird, in welchem Maße auch die anderen Sinne beim Geschlechtsakt eine Rolle spielen.

Der Mensch verfügt entsprechend seiner Sinnesorgane über insgesamt fünf Sinne: Tast-, Geruchs-, Gehör-, Gesichts- und Geschmackssinn. Da sie von Person zu Person jeweils unterschiedlich ausgeprägt sind, läßt sich im Grunde keine »Rangfolge« ihrer Bedeutung festlegen. Für ein Liebespaar bedeutet dies, sich gegenseitig so gut wie möglich kennenzulernen, um sich besser lieben zu können. Denn die Besonderheiten und sensitiven Prioritäten sind abhängig vom einzelnen und nicht von der Qualität der Liebe oder vom Verlangen nach dem anderen.

Der Gehörsinn kann beim Geschlechtsverkehr eine nicht unerhebliche Rolle spielen und die Lust sowohl be-

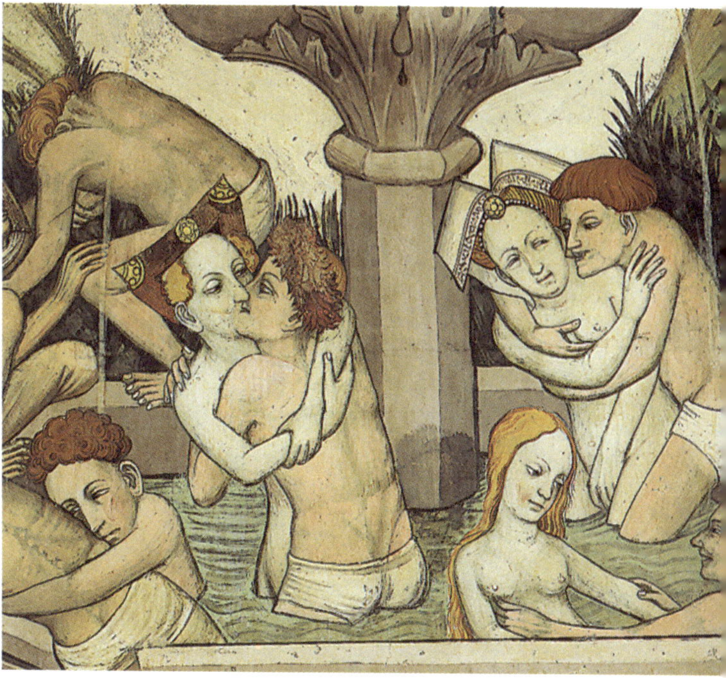

Sinnliche Harmonie
Die höfische Liebe, wie sie von den Troubadouren des Mittelalters besungen wurde, verleugnete keinesfalls die Genüsse des Fleisches. Einige bekannte Geschichten wie Le Chevalier à la charrette *(»Der Ritter mit dem Wagen«) oder der* Roman de la Rose *(»Geschichte von der Rose«) bringen die spirituelle Kraft und die erotische Spannung zum Ausdruck, die zur Eroberung einer Dame erforderlich waren. Diese mittelalterliche Freskomalerei illustriert die Bedeutung bestimmter Praktiken wie Massagen oder Bäder, die Nacktheit und körperliche Intimität in den Vordergrund stellen und hierdurch zur sinnlichen Entfaltung beitragen.*
Chateau de Manta, La Fontaine de Jouvence *(»Der Jungbrunnen«) Freskomalerei 14.-15. Jhd. (Ausschnitt).*
Ph. © G. Dagli Orti.

trächtlich steigern als auch »Lustkiller« sein: Während die zärtlich ins Ohr gehauchten Liebesbezeugungen für die eine Frau wie eine erotische Melodie klingen, die sie in Hochstimmung versetzt, fühlt sich eine andere durch Worte, so liebevoll und zärtlich sich auch sein mögen, in ihrer sinnlichen Gefühlswelt gestört. Ebenso können allzu gewagte Worte oder Sätze die Gefühle der einen verletzen, während sie bei einer anderen eine stark luststeigernde Wirkung haben.

Auch der äußerst empfindliche Geruchssinn spielt bei sexuellen Kontakten eine Rolle. Seit langem ist die betörende und sinnliche Wirkung bestimmter Düfte bekannt, die eine Art Trunkenheit hervorrufen. Doch die Geruchswahrnehmung, die bei manchen Personen sehr ausgeprägt ist, registriert natürlich nicht nur angenehme, sondern auch üble Gerüche, so daß mangelnde Hygiene und daraus resultierender unangenehmer Körpergeruch sexuelles Verlangen bremsen können.

Den Geschmackssinn, für Kochkünstler und Weinkenner von so eminenter Bedeutung, sehen viele im sinnlich-sexuellen Bereich eher als das Stiefkind unter den Sinnen. Dennoch können Mundküsse, die in der Regel die allerersten sexuellen Kontakte darstellen, vor allem aber Küsse im Genitalbereich die Sinnlichkeit in der Paarbeziehung stimulieren oder hemmen.

Auch der Gesichtssinn kann eine wichtige Rolle beim Geschlechtsverkehr spielen. Sex bei gedämpftem Licht erleichtert vielen Paaren den Zugang zu einer inneren Welt, die reich an Empfindungen und Gefühlen ist und die Liebenden von der sie umgebenden realen Welt isoliert. Das Halbdunkel nimmt der Außenwelt ihre Härte und Brutalität und läßt das Paar in eine leicht unwirkliche Traumwelt abtauchen. Man löscht das grelle Licht nicht etwa, weil der Partner nicht die Betrachtung lohnt.

Man löscht das Licht, weil das schummrige Halbdunkel viele Dinge anders erscheinen läßt und die Intimität des Geschlechtsaktes schützt, der auch und vor allem durch erotische Phantasien inspiriert wird. Und diese können viele Menschen besser in der Dunkelheit ausleben.

Erotische Phantasien

Auf den ersten Blick scheint es, als haben Frauen seltener erotische Phantasien als Männer. Und in der Tat ist es so, daß Männer freimütig zugeben, daß sie sich beim und auch außerhalb des Geschlechtsverkehrs erotischen Phantasien hingeben. Von Frauen ist häufiger zu hören, daß sie diese nicht brauchen beziehungsweise überhaupt keine haben. Genaugenommen ist es allerdings so, daß sich Frauen und Männer wie in so vielen anderen Punkten ihrer Sexualität auch hier wieder einmal ein wenig voneinander unterscheiden. Während die männlichen Sex-Phantasien sehr realistisch und nüchtern sind – den meisten Männern gefällt es, ein Pornoheft durchzublättern oder einen Pornofilm anzusehen –, schätzen Frauen solche harten Bilder weniger, wenngleich einige zugeben, daß sie bei deren Betrachtung durchaus sexuell erregt werden. Die Vorstellungskraft der Frauen ist im Vergleich zu der männlichen sehr viel reicher, kreativer und auch produktiver. In ihren erotischen Phantasien können sie, vorausgesetzt sie stehen diesem Thema offen und ungehemmt gegenüber, komplexe, einfallsreiche und lebhafte Szenarien entwerfen.

Erotische Phantasien sind, ähnlich wie Träume, bildhafte Vorstellungen des Geistes, die wir allerdings in einem traumähnlichen Zustand und nicht im Schlaf erleben und deren Inhalt nicht zwangsläufig mit den tatsächlichen Wünschen des- oder derjenigen, der/die sie erschafft, übereinstimmen muß. Wenngleich erotische Phantasien nicht notwendig sind – bei der Selbstbefriedigung allerdings fast immer erlebt werden –, darf ihr Auftreten in einer sexuellen Zweierbeziehung keinesfalls als Zeichen von Perversion ausgelegt werden. Lust überkommt uns in einem Zustand geistiger Entspannung, ähnlich dem Zustand, in dem wir uns während eines Traumes befinden. Erotische Phantasien sind an die Aktivierung dieser Träume gebunden wie eine Art Wachtraum. Ihr Inhalt mag bisweilen zwar beunruhigend sein, er ist jedoch im Grunde nur der Ausdruck bewußter und auch unbewußter Wünsche, die wir ebensowenig wie unsere Träume beherrschen können, und er darf daher nicht mit der Wirkichkeit verwechselt werden.

Der Verwirklichung bestimmter erotischer Phantasien steht nichts entgegen, sofern der Partner dies respektiert und ihm kein Schaden zugefügt wird. Durch ihre Realisierung wird die Phantasie allerdings aus der Welt der Imagination in die Realität geführt, und so müssen immer wieder andere, neue Szenarien entworfen werden, um diese fordernde Seite unserer Phantasie zu befriedigen, die für das menschliche Gehirn unverzichtbar ist.

Das Fehlen bewußter Phantasien kann die Folge zweier verschiedener Mechanismen sein: Verschmelzung von Phantasie und Realität oder unkontrollierte Hemmung. Im ersten Fall nutzt die Frau ihre Einbildungskraft, um zum Teil in einer Welt zu leben, die sie sich aus den Bildern ihrer Träume erschaffen hat und in der der Mann, den sie liebt und/oder begehrt die materielle Stütze ihrer Phantasien ist, so daß sie kein Bedürfnis hat, zusätzliche Phantasien zu entwerfen. Dies ist im Grunde die Umsetzung des Ausspruchs: »Er ist der Mann meiner Träume.« Die Frau erwartet von ihrem Partner, daß er sich ihren

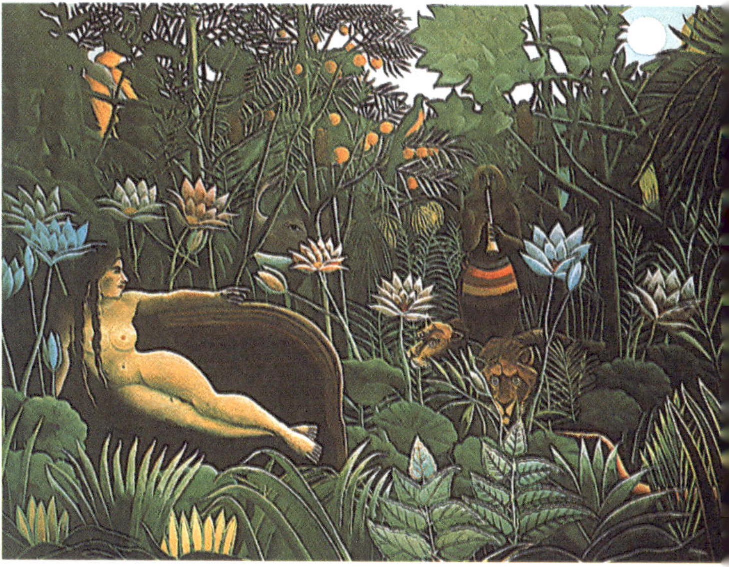

Erotische Phantasien
»Wählt aus den Träumen jene aus, die eure Seele am stärksten aufrühren.« (Louis-Ferdinand Céline, Voyage au bout de la nuit, *1932, dt.:* Reise ans Ende der Nacht, *Reinbek 1968)*
In erotischen Phantasien werden imaginäre Szenarien und realitätsfremde Situationen entworfen. Diese Phantasien, die bei manchen Menschen sehr leicht erzeugt werden und ausschweifend und ideenreich sind, bei anderen wiederum weniger kreativ oder auch gar nicht existent sind, können sehr stimulierend für sexuelles Verlangen sein. Sie sind jedoch nicht notwendig, und jemand, der kein Bedürfnis danach verspürt, ist keineswegs anormal.
Henri Rousseau, Le Rêve *(»Der Traum«), New York, Museum of Modern Art.*
Ph. © AKG Photo.

Erwartungen gemäß verhält und sich, Traum und Realität, wenn er diesen Erwartungen weitestgehend entspricht, sehr nahe kommen. Während ihrer sexuellen Kontakte braucht sie folglich keine Phantasien, da der

Partner sowohl der reale als auch der erträumte Mann in einer Person ist. Für die Frau besteht hier allerdings stets das Risiko, daß sie enttäuscht wird oder ihr Verlangen nachläßt, wenn der Partner ihren Erwartungen nicht bzw. nicht mehr entspricht.

Einige Frauen geben zu, daß sie erotische Phantasien mit anderen Männern als dem derzeitigen Partner ausleben – außerhalb und während des Geschlechtsaktes – und empfinden dies als Treuebruch. Dies ist eine kritische und gefährliche Situation, denn die Vermischung von Liebe und Verlangen, eine typisch weibliche Eigenheit, kann leicht dazu führen, daß die Frau an der Liebe zweifelt, die sie für ihren Partner empfindet.

Neben der Verschmelzung von Phantasie und Realität kann andererseits auch eine völlige Hemmung der erotischen Phantasien vorliegen, so daß deren Inhalte unbekannt sind und jenseits der Grenzen des Bewußtseins geschoben werden. Manchmal stößt man im Verlaufe einer Therapie auf Phantasien, die auf die Kindheit oder Jugendzeit zurückgehen und bei der Patientin den Eindruck hinterlassen haben, anormale oder gar perverse sexuelle Wünsche zu verspüren.

Frau und Gesellschaft

Das 20. Jahrhundert war das der weiblichen Emanzipation. Die Rolle der Frau in der westlichen Gesellschaft hat im Laufe der letzten Jahrzehnte eine rasante Entwicklung erfahren, die das bis dahin bestehende soziale Gefüge in seinen Grundfesten erschüttert hat. In diesem hatten die Frauen traditionell die Rolle der Ehefrau und Mutter übernommen; eine Frau, die diesen Status aus welchen Gründen auch immer nicht besaß, befand sich automatisch außerhalb der »guten Gesellschaft«. Die Frau hatte sich der Autorität des Ehemannes unterzuordnen, der als Familienoberhaupt als einziger die Geschäftsfähigkeit und die rechtliche Befugnis besaß, die Güter der Familie zu verwalten und über das Schicksal der Seinen zu bestimmen.

In Frankreich hat sich die Emanzipation der Frau in mehreren Etappen vollzogen. Erster wichtiger Schritt auf dem Weg zu mehr Selbstbestimmung war das den französischen Frauen um die Mitte des 20. Jahrhunderts zugesprochene Recht auf höhere Bildung. Während Frauen bereits 1919 zum Abitur zugelassen wurden (in Deutschland bestanden 1896 in Berlin die ersten sechs Abiturientinnen die Reifeprüfung), brauchte es noch über drei Jahrzehnte, bis die ersten Grandes Écoles (entsprechen in Deutschland den Hochschulen) Frauen zugänglich gemacht wurden. 1959 öffnete beispielsweise *Les Ponts et Chaussées* für Frauen ihre Türen, ab 1970 durften Frauen an der renommierten *École Polytechnique* studieren (an preußischen Universitäten waren Frauen ab 1908 zugelassen). Heute können Frauen die gleichen Studiengänge belegen wie Männer und – zumindest theoretisch – dieselben Karrierebahnen einschlagen.

Eine weitere wichtige Etappe war die Erlangung der Bürgerrechte. Noch im 19. Jahrhundert durfte die Frau ohne die Erlaubnis des Ehegatten nichts unternehmen, nicht einmal arbeiten. Im *Code civil* – dem französischen Bürgerlichen Gesetzbuch – stand geschrieben: »Die Frau schuldet dem Manne Gehorsamkeit.« Obgleich dieser Artikel vor Ausbruch des Zweiten Weltkrieges abgeschafft wurde, war es verheirateten Frauen erst Anfang der sechziger Jahre erlaubt zu arbeiten. Der erste Gesetzesentwurf, der die Einführung des Wahlrechtes für Frauen vorsah, wurde zwar bereits 1901 eingereicht, fand jedoch in der französischen Nationalversammlung mehrmals keine Zustimmung. Das Wahlrecht wurde den Frauen erst 1944 eingeräumt (in Deutschland 1918), und es dauerte zwei weitere Jahre, bis in der französischen Verfassung die Gleichheit zwischen Mann und Frau festgeschrieben wurde (in der Bundesrepublik Deutschland wurde den Frauen 1958 die volle Gleichberechtigung zuerkannt).

Auch die Stellung der Frau innerhalb der Familie hat im Zuge der Emanzipation einen tiefgreifenden Wandel erfahren. Im 19. Jahrhundert drohte einem ehebrecherischen Weibe der Kerker, während der ehebrechende Mann lediglich mit einer Geldstrafe zu rechnen hatte. Außerdem war Vergewaltigung in der Ehe nicht strafbar, beziehungsweise sie existierte einfach nicht. Nach einer Scheidung (sie wurde Ende des 19. Jahrhunderts wiedereingeführt) blieb noch bis 1970 die elterliche Autorität beim Vater. Erst seitdem wird auch die Mutter als Familienoberhaupt akzeptiert. Ein anschauliches Beispiel dafür, in welchem Maße unverheiratete Frauen in einem Zustand »sozialer Illegalität« lebten, ist die Tatsache, daß ledige Mütter noch bis 1960 kein Stammbuch besaßen.

Die Möglichkeit der Verhütung war der letzte Schritt der Frauen auf dem Weg zu mehr Selbstbestimmung. Sie erhielten dadurch eine vollkommen neue Freiheit: Fortan konnten sie selbst darüber entscheiden, ob und wann sie Kinder bekommen wollten. Das bedeutete einen radikalen Einschnitt für die Lebensentwürfe der Frauen: Mutterschaft war keine Fügung des Schicksals mehr, sondern eine wirkliche Wahl; Frauen konnten von nun an sexuelle Kontakte ohne das Risiko einer ungewollten Schwangerschaft haben.

Seither kann die moderne Frau in einem Maße frei über ihr Leben bestimmen, wie dies ihren weiblichen Vorfahren niemals möglich war. Sie kann studieren, bevor sie sich zur Mutterschaft entschließt, sie kann die Zahl ihrer Kinder beschränken, um auch weiterhin ihrem Beruf nachgehen zu können, und sie kann sexuelle Kontakte ohne das Ziel der Mutterschaft eingehen, aus reiner Liebe, Lust und Leidenschaft. Die Pille, die Ehe auf Probe und beruflicher Erfolg von Frauen sind mittlerweile so normal und selbstverständlich, daß sich die jungen Frauen heute nur noch schwer vorstellen können, wie anders der Platz und die Rolle der Frau in der Gesellschaft vor gerade einmal 40 Jahren waren. Den feministischen Bewegungen ist es zu verdanken, daß die Frauen schließlich das bevormundende Joch abschütteln konnten, das ihnen von den Männern aufgezwungen worden war.

Beschränkung der weiblichen Sexualität

Weshalb ist die Unterordnung der Frau unter die Autorität des Mannes so weit verbreitet? Bei Betrachtung anderer Zivilisationen und anderer Kulturen zeigt sich, daß die soziale Rolle der Frau zumeist auf das Hüten von Heim und Herd beschränkt ist. Es ist die Frau, die sich um die häuslichen Aufgaben sowie um die Erziehung der Kinder kümmert und die Einkünfte verwaltet, die der Mann als Ernährer der Familie nach Hause bringt.

Die Lobpreisung der Frau in ihrer Rolle als Mutter und Ehefrau liegt sehr wahrscheinlich in dem Bedürfnis begründet, die weibliche Sexualität auf die Mutterschaft im sozialen Rahmen der Ehe beschränken zu wollen, um dadurch den Zusammenhalt der Familie und deren Fortbestand durch zahlreiche Nachkommen zu sichern.

Diese »totalitäre Vermännlichung« ist fast überall auf der Welt zu finden ist. Sie ist auch Folge eines gewissen Mißtrauens des Mannes gegenüber der als verführerisch und unheilvoll empfundenen Macht, die die Frauen erlangen können,wenn sie sich seiner Bevormundung und Kontrolle entziehen.

Im Grunde hat der Mann Angst davor, die allzu emanzipierte Frau könne ihrem als unkontrollierbar und unersättlich eingeschätzten Sexualtrieb freien Lauf lassen. Im Gegensatz zum Tierreich, wo die Weibchen sexuelle Kontakte ausschließlich während der Brunftzeit suchen, kann die Frau zu jedem Zeitpunkt ihres Geschlechtszyklus sexuelles Verlangen verspüren; ihre geschlechtliche Biologie, weniger mechanisch als beim Mann (Erektion, Ejakulation, Rückbildungsphase), zeigt diesem zudem die Grenzen seiner Manneskraft auf. Dies ist wahrscheinlich auch der Grund für den tiefen gesellschaftlichen Graben, der die »pflichterfüllenden«

Ehefrauen von den ungebundenen »ausschweifenden« Frauen trennt, über die sich diskreditierend und negativ geäußert wird. Sie werden als »Schlampen« oder gar »Nutten«, als »Frauen mit schlechtem Lebenswandel« bezeichnet, als »Hexen« und »unheilbringende Verführerinnen« ... Glaubt der Mann möglicherweise, er müsse die Frau auf Distanz halten, indem er sie zu Hause einsperrt oder sie geringschätzt, um sich vor dem Verlangen, das er ihr gegenüber verspürt, zu schützen?

Die noch junge, aber sehr tiefgreifende Umwandlung des Rollenbildes von Mann und Frau, zu der die Entwicklung unserer Gesellschaft geführt hat und noch führt, sieht sich überall auf der Welt konfrontiert mit der Hegemonie der noch stark verhafteten traditionellen Geschlechterrollen und kann sich verständlicherweise nicht völlig ohne Spannungen vollziehen.

Die Übertreibungen und Konflikte, die durch die feministische Bewegung hervorgerufen wurden, kommen zwar allmählich wieder ins Lot, entbinden Männer und Frauen jedoch nicht von der Pflicht, neue Grenzen zu definieren. Wer als Paar nach dem Prinzip der Gleichheit von Mann und Frau lebt, riskiert, daß es in dieser Partnerschaft zu Auseinandersetzugen um die Macht kommt und das Paar einen Wettkampf unter sich austrägt, der dem ehelichen Glück nicht eben zuträglich ist. Anstatt also die vollkommene Gleichheit erreichen zu wollen, die eher utopisch denn wirklich realisierbar scheint, sollte ein Paar versuchen, sich gegenseitig zu ergänzen und auf die Qualitäten des jeweils anderen zu bauen, um eine möglichst harmonische und verständnisvolle Beziehung zu führen.

Die neue Stellung der Frau

In Anbetracht der veränderten Rolle der Frau in der Gesellschaft sind einige Erläuterungen insbesondere im Hinblick auf die weibliche Sexualität unerläßlich. Im Laufe des 20. Jahrhunderts haben Frauen das Recht auf den Orgasmus und somit auf die Erfüllung ihrer Lust erlangt, während im 19. Jahrhundert und selbst noch zu Beginn des 20. Jahrhunderts sexuelles Verlangen dem weiblichen Geschlecht schlichtweg in Abrede gestellt wurde! Frauen können heute offen und ungezwungen über ihre Sexualität sprechen und sie auch ausleben. Insofern scheint es unverständlich, weshalb sie zum Orgasmus oder zu sexuellem Verlangen verpflichtet sein sollten, eine Verpflichtung die heutzutage allerdings immer häufiger als unerläßliche Voraussetzung, für – insbesondere eheliches Glück – angesehen wird.

Frau zu sein beschränkt sich heute nicht mehr darauf, von einem Ehemann erwählt zu werden und Kinder zu gebären. Eine Frau kann heute ihre Liebe demjenigen schenken, den sie frei gewählt hat, sie kann begehren und sich ihrer Lust hingeben, natürlich auch außerhalb der Ehe und aus purem Vergnügen, ohne zugleich auch Liebesgefühle für das Objekt der Begierde empfinden zu müssen. Sie kann sich dafür entscheiden, nicht zu lieben und keine Kinder zu bekommen und die Verfolgung ihrer beruflichen Karriere einer Ehe vorziehen.

Dies macht vieles jedoch nicht unbedingt einfacher. In unserer modernen Gesellschaft besuchen Jungen und Mädchen die gleichen Einrichtungen (Gymnasien, Universitäten, Hochschulen) und streben dieselben Berufe an. Wenn sich zwei moderne junge Menschen nun dafür entschieden haben, ein Leben zu zweit zu führen und – mehr noch – eine Familie zu gründen, werden sie schon bald auf den »harten Boden« der biologischen Realitäten zurückgeworfen und müssen erkennen, daß es trotz aller Emanzipation und gewachsener Selbstbestimmung nach wie vor die Aufgabe der Frau ist, Kinder auszutragen und zu gebären. Und ist das Baby erst einmal da, so kümmert sich – der Tradition gemäß – nicht der Vater, sondern wie zuvor in erster Linie die Mutter um das neue Familienmitglied. Sicherlich haben die Veränderungen im Rollenverständnis von Mann und Frau Auswirkungen auf die Familie gehabt. Es gibt heute im Vergleich zu früher mehr Männer, die Interesse an ihrer Familie zeigen, die sich Zeit nehmen und auch häusliche Pflichten übernehmen, einschließlich der Aufgabe, den Nachwuchs zu betreuen. Doch nun vom Mann zu verlangen, die Mutter zu ersetzen und als Hausmann die Kindererziehung zu übernehmen, zu kochen und zu putzen, also eine komplette Umkehr der traditionellen Rollenverteilung vorzunehmen, muß für das familiäre Gleichgewicht nicht unbedingt die ideale Lösung sein – zumal auch viele Frauen einen solchen Rollentausch im Grunde nicht wirklich wollen. Es darf zudem nicht vergessen werden, daß die Mutterschaft, zumindest während der ersten Monate, die Fortsetzung und Intensivierung der physischen Bindung bedeutet, die zwischen Mutter und Baby durch Schwangerschaft und Geburt entstanden ist.

Es gibt sicher Frauen, die keinen Wert darauf legen, die traditionelle Mutterrolle zu erfüllen und die sich darauf verlassen, daß der Ehemann sie unterstützt oder gar ersetzt. Ein Großteil der Frauen ist jedoch nach der Geburt des ersten Kindes zunächst rat- und orientierungslos angesichts der Zwiespältigkeit ihrer Wünsche und der Schwierigkeit, sich zwischen traditioneller Mutterrolle und aktivem Berufsleben zu entscheiden.

Viele Frauen versuchen, beides miteinander zu vereinen und sowohl die Rolle der Hausfrau und Mutter als auch die der Berufstätigen zu erfüllen. Sie sind damit in der Regel überfordert. Den Ehemännern oder Lebenspartnern werfen sie vor, zu wenig zur Erledigung der häuslichen Arbeiten beizutragen, und der Streß, dem sie durch die Doppelbelastung ausgesetzt sind, entwickelt sich schließlich zum Lustkiller. Interessanterweise ist jedoch zu beobachten, daß auch Frauen das Gewicht jahrhundertealter Traditionen nicht immer einfach so abschütteln können und in einen inneren Zwiespalt geraten: Sie fordern einerseits, daß der Lebenspartner den Haushalt zu gleichen Teilen wie sie erledigt, zweifeln aber andererseits zugleich an seiner Männlichkeit, wenn er tatsächlich den Staubsauger zur Hand nimmt oder das Geschirr spült ... und verlieren so ihr (sexuelles) Interesse an ihm! Konfrontiert mit den Realitäten des Lebens und ihrer eigenen Zwiespältigkeit würden sie gerne moderne Frauen des 20. und 21. Jahrhunderts sein, können sich aber nur schwer von den traditionellen soziokulturellen Rollenbildern ihrer Vorfahren lösen.

Die sexuelle Rolle der Frau

Auch im Bereich der Sexualität haben Frauen Schwierigkeiten, ihre Rolle genau zu definieren. Früher wurde scharf getrennt zwischen der »ehrbaren, anständigen« Frau, die zurückhaltend, keusch und gehorsam war, und der Frau mit »schlechtem Lebenswandel« – provokativ, flatterhaft und leichtlebig. Die Grenzen zwischen diesen beiden Bildern haben sich mit der Zeit immer mehr verwischt, heute können Frauen Ehefrau, Mutter, Geliebte und Berufstätige zugleich sein. Doch viele Frauen sind diesen Rollenanforderungen nicht gewachsen, sie fühlen sich hin und her gerissen, sind überfordert und unter starkem Druck, der nicht selten dazu führt, daß sie den Ehemann für ihre mißliche Lage verantwortlich machen. Als »Puzzle«-Frauen fühlen sie sich unwohl in ihrer Haut, und ihr inneres Gleichgewicht, das sexuelle eingeschlossen, gerät aus den Fugen. Alles zu wollen und alles zu machen stellt sie vor neue Probleme. Das traditionelle Modell der Rollenverteilung war sicherlich nicht unbedingt ideal, doch muß man sich angesichts der aktuellen Entwicklung fragen, welche Zukunft das heutige Modell – langfristig – haben wird. Für die Zufriedenheit vieler Frauen wäre es möglicherweise hilfreich, wenn sie ihre Lebensziele genauer bestimmen könnten. Müssen sie denn immer unbedingt heiraten, Kinder bekommen oder eine kriselnde Beziehung ertragen, wenn das berufliche Vorankommen für sie eigentlich Vorrang hat? Oder müssen sie wirklich arbeiten, obwohl noch mehrere Kinder im Kleinkindalter zu betreuen sind?

Diese innere Zerrissenheit vieler Frauen ist die Ursache vieler Spannungen, die sich negativ auf die Paarbeziehung bzw. auf die Familie auswirken können. Die Mutter, die sowohl die Rolle der Frau als auch die des Mannes (Verantwortung und Eigenständigkeit) erfüllen möchte, gesteht dem Mann nicht immer seinen Part zu, insbesondere in seiner Beziehung zu den Kindern. Sie hindert ihn daran, die Rolle des Vaters als Autoritätsperson einzunehmen, eine Rolle, die für die Entwicklung der Kinder wichtig ist. Die Frau glaubt allzu leicht, daß sie keinen Vater braucht, um ihre Kinder zu erziehen. Hierin spiegelt sich die tiefgründige Ablehnung einer Komplementarität wider, die für die sexuelle Entfaltung unerläßlich ist, sowie ein Ignorieren anatomischer und physiologischer Unterschiede, die einfach nicht zu verleugnen sind. Im Gegenteil, deren Akzeptanz ist Voraussetzung für eine gleichberechtigte, harmonische Zweisamkeit.

Im übrigen entwickeln und erleben Frauen ihre Weiblichkeit ganz allmählich. Da sie zumeist nur unzureichend ihre geschlechtliche Anatomie aufgeklärt und von den hormonellen Veränderungen während der Pubertät offensichtlich weniger stark beeinflußt sind als die Männer, entwickelt sich ihre Sexualität im Verhältnis zur männlichen häufig »zeitlich versetzt«. Mit den ersten Flirts, die bei den Mädchen bzw. jungen Frauen weniger auf einem sexuellen Bedürfnis beruhen denn auf dem Wunsch, dem anderen Geschlecht zu gefallen, entwickeln sich die ersten erotischen Gefühle und Empfindungen. Es braucht allerdings noch eine ganze Zeit, bis auch der Wunsch und das Verlangen nach dem Geschlechtsakt in ihnen reifen.

Sexuelle Kontakte, die zu einem Zeitpunkt erfolgen, da noch kein wirkliches Verlangen nach Sex vorhanden ist, sind daher für viele Mädchen eine Enttäuschung und lassen sie, zu Unrecht, an eine gefühlsmäßige Unzulänglichkeit glauben, um so mehr, als die Jungen bereits beim ersten Geschlechtsverkehr in den Genuß eines Orgasmus kommen können. Auch die Bedeutung, die die Entjungferung für das junge Mädchen hat, darf nicht unterschätzt werden: vordergründig zunächst eine physische Verletzung, kann sie neben dem zu vernachlässigenden rein körperlichen Schmerz vor allem eine ganz anders gelagerte symbolische Bedeutung erlangen. Wirkliche intensive Lust verspüren während ihrer ersten sexuellen Kontakte nur sehr wenige Mädchen. Ihre ersten Orgasmen erfolgen als unmittelbare Folge der klitorialen Stimulation zumeist sehr schnell und sind nur von kurzer Dauer.

Die erwachsene Frau kann, nachdem sie ihren Körper sowie die Genüsse entdeckt hat, die bestimmte sexuelle Handlungen ihr verschaffen, ihre vaginale Sensibilität Schritt für Schritt entfalten und schließlich zum Orgasmus während der Penetration gelangen. Ihre sexuelle »Hochphase« erleben Frauen in der Regel im Alter zwischen 30 und 40 Jahren. Sie können sich jetzt so akzeptieren, wie sie sind, besitzen eine verführerische Reife, ihr Gesicht ist noch nicht allzu stark von den Spuren des Alters gezeichnet, und ihre Haut hat nur wenig von ihrer jugendlichen Elastizität verloren. Doch diese Zeit ist begrenzt, und es dauert nicht allzu lang, da ändert sich mit Beginn der Menopause auch ihr sexueller Status: Fruchtbarkeit und auch verführerisches Potential, Symbol für die Kraft der Jugend, sinken. Kaum durfte sie sich also wirklich als Frau fühlen, muß sie bereits ein neues, spezifisch weibliches Problem bewältigen – die unumkehrbare Tatsache, nicht mehr empfänglich zu sein.

In diesem Alter hängt die Aufrechterhaltung eines aktiven Sexuallebens im wesentlichen von den Erlebnissen der Vergangenheit und der Beziehung des Paares ab. Wenn die Frau ein erfülltes Geschlechtsleben hatte und auch sonst eine harmonische, befriedigende Beziehung zu ihrem Partner unterhält, genügt es, die mit der Menopause verbundenen physiologischen Störungen zu korrigieren. Das Paar hat jetzt, da die Kinder ihr eigenes Leben führen, zudem den Vorteil, keine Rücksicht mehr nehmen zu müssen und seine sexuellen Bedürfnisse ohne Einschränkungen genießen zu können. Es kann allerdings passieren, daß in der Menopause aus medizinischen Gründen bestimmte sexuelle Bedürfnisse des Partners zurückgewiesen werden müssen. In diesen Fällen können oft nur durch eine Trennung oder eine neue

Beziehung psychologisch günstige Bedingungen geschaffen werden, die der Frau helfen, mit dieser neuen Situation umzugehen, und die ihr das Gefühl geben, daß die Einstellung ihrer Eierstocktätigkeit nicht automatisch auch das Ende ihrer sexuellen Aktivität bedeutet.

Schlußwort

Sexualität läßt sich nicht einfach auf eine rein organische Funktion beschränken. Die Kenntnis ihres Körpers erlaubt es der Frau, bestimmte physiologische Phasen ihres Lebens wie Pubertät, Menstruation, Schwangerschaft, Menopause besser zu verstehen und damit auch besser zu bewältigen.

Wenn wir uns die Tatsache bewußt machen, daß zwischen Männern und Frauen körperliche Unterschiede bestehen, bewahrt uns dies zudem davor, allzu leicht in die typischen Fallen zu tappen, die sich bei unzulänglicher Kommunikation zwischen den Partnern ergeben. Die so sehr gesuchte und – beinahe – erlangte Gleichheit zwischen den Geschlechtern hat den in der Liebe weit verbreiteten Irrglauben, der andere sei identisch mit einem selbst, bedauerlicherweise noch verstärkt.

Männer und Frauen sind ungleich. Weichen in sexueller Hinsicht bereits Anatomie und Physiologie deutlich voneinander ab, so unterscheiden sie sich in bezug auf Liebe und Verlangen noch um einiges mehr.

Seit der »sexuellen Revolution« der sechziger Jahre hat die Thematisierung von Sex Schritt für Schritt Einzug in unsere Gesellschaft und die Medien gehalten. Durch die Aufhebung bestimmter Tabus konnte die Gesellschaft der Unbeweglichkeit des 19. Jahrhunderts entfliehen, in dem die Frau an den Herd verbannt war. Doch sexuelle Beziehungen und Erlebnisse zu haben bedeutet nicht ausschließlich, nur Lust und Vergnügen zu suchen. Sind wir im Grunde nicht vielmehr auf der Suche nach dem Wagnis einer gemeinsamen Nacht, einiger gemeinsamer Monate oder eines gemeinsamen Lebens? Treibt uns nicht der Wunsch, zu zweit das zugleich sinnliche und sentimentale Abenteuer der Liebe zu erleben?

Anhang

Glossar

Anorgasmie: Nichtauftreten bzw. Nichterleben eines Orgasmus, wobei die betroffene Frau den Beischlaf nicht völlig ohne jegliches Lustempfinden erleben muß.

Bulbus: Knollenförmiges Organ(teil).

Chlamydien: Intrazelluläre, kleine (200-350 nm), mit Bakterien eng verwandte, jedoch von Viren zu unterscheidende Mikroorganismen.

Corpus luteum: Der »Gelbkörper« des Eierstocks; eine innersekretorische Drüse, die aus umgewandelten Zellen des gesprungenen Eifollikels und gefäßführendem Bindegewebe besteht und das Hormon Progosteron bildet.

Dyspareunie: Unterschiedlich starke Schmerzen der Frau beim Geschlechtsverkehr, die unter Umständen noch einige Minuten bis Stunden nach dem Verkehr andauern können; bei organischen Unterleibserkrankungen bzw.(Dammriß-)Narben usw. oder infolge neurotischer Störungen (z.B. Partner-Ablehnung).

Episiotomie ([Scheiden-]Dammschnitt): Eine den Scheideneingang erweiternde, von der Scheide her mittels Scherenschlag ausgeführte teilweise Dammdurchtrennung zur Verhütung eines Dammrisses oder zur Erleichterung bzw. Beschleunigung der Geburt, z.B. bei operativer Entbindung, zur Schonung des Kopfes der Leibesfrucht bei Frühgeburten.

Gonadotrop(h)ine, gonadotrope Hormone: Allg.: nicht geschlechtsspezifische, in Zellen des Hypophysenvorderlappens gebildete Hormone, die das Wachstum der männlichen und weiblichen Keimdrüsen fördern; **Hypophysäre Gonadotrop(h)ine**: i.e.S. die in der Hypophyse gebildeten Hormone LH (luteinisierendes Hormon) und FSH (follikelstimulierendes Hormon).

Homophilie: Eine auf das gleiche Geschlecht ausgerichtete Sexualität, die nicht notwendigerweise auch Sexualpraktiken impliziert.

Imagination (zu lat. *imago* = »Bild(nis), Vorstellung«), Einbildungskraft: Imagination meint die Fähigkeit zur bildhaften Vorstellung von Situationen, Personen und Gegenständen. In der Imagination spiegelt sich individuelles Verlangen in dem Bild wider, das sich eine Person von sich selbst macht, und zwar im Gegensatz zum symbolischen oder realen Bild. Im Hinblick auf die sexuelle Identität kann dies bedeuten, daß ein Mann oder eine Frau, deren Körper sehr wohl die Attribute des jeweiligen Geschlechts besitzen, sich in ihrer Einbildung dem jeweils anderen Geschlecht zugehörig fühlen.

Körperschema: Subjektive, geistige Vorstellung, die sich jede Person von ihrem eigenen Körper macht. Körperschema und tatsächlicher Körper sind allerdings in der Realität nur selten identisch. Abweichungen vom Körperschema sind insbesondere bei Frauen die Ursache zahlreicher Störungen. Die wohl bekanntesten sind die Anorexie (Magersucht), bei der die Frau sich als dick empfindet, obwohl sie sehr schlank, ja fast mager ist, oder auch das Bedürfnis, den eigenen Körper, insbesondere Busen, Hüfte und Po, durch chirurgische Eingriffe zu »verschönern«.

Komplex: Begriff der Psychologie; bezeichnet die Gesamtheit von Gefühlen oder Vorstellungen affektiver Natur, die allgemein aus Situationen der frühesten Kindheit entstanden sind und die unter Ausschaltung einer bewußten Kontrolle das Denken, Fühlen und Handeln beeinflussen. Der wohl bekannteste Komplex ist der Ödipus-Komplex, der als »bewältigt« gelten kann, wenn der Betroffene seine Geschlechtsgefühle nicht mehr ausschließlich auf die Mutter oder den Vater ausrichtet.

Masters-Allen-Syndrom: Folgen einer geburtstraumatischen Schädigung der Gebärmutterbänder (meist Riß hinten im *Ligamentum latum*), gekennzeichnet durch Schmerzen in Unterbauch- und Beckenregion, Menstruation mit kolikartigen Unterleibsschmerzen (Dysmenorrhö), Blasenschmerzen.

Maternität: Gesamtheit aller physischen und affektiven Zuwendungen, welche die Mutter oder die Person, die sie ersetzt, dem Neugeborenen zukommen läßt. Ein Mangel an diesen Zuwendungen während der Säuglingsphase oder der frühen Kindheit ist ursächlich für mehr oder weniger schwerwiegende Störungen in der psychologischen Entwicklung des Kindes.

Mykoplasmen: Arten der Gattung Mycoplasma, stehen in der mikrobiologischen Klassifizierung zwischen Bakterien und Viren.

Narzißmus: Bezeichnung für Selbstliebe ohne oder mit sexueller Selbsterregung. Der Begriff ist abgeleitet von Narziß, einer Gestalt der griechischen Mythologie. Narziß, der schöne Sohn des Flußgottes Kephisos, verschmäht die Liebe der Nymphe Echo und wird von Aphrodite bestraft, indem er sich in sein Spiegelbild verliebt, bis die Verwandlung in die Blume gleichen Namens seinen Qualen ein Ende setzt. Der Mythos des Narziß steht sinnbildlich für die Gefahr einer zu großen Selbstliebe, welche die Liebe zu anderen Personen verhindert. Kinder und Heranwachsende durchschreiten mehr oder minder lange narzißtische Phasen auf der Suche nach sich selbst. Emotionale Reife erlangt zu haben bedeutet jedoch, andere lieben zu können, ohne daß dies der Bestätigung des eigenen Ichs dient.

Nebenniere *(Glandula suprarenalis)*: Eine beidseits dem oberen Nierenpol aufsitzende endokrine Drüse, die aus zwei Teilen besteht: einem äußeren, der Nebennierenrinde (NNR), die Corticosteroide (Steroidhormone, u.a. auch Androgene) produziert; und einem inneren Teil, dem Nebennierenmark, das die Hormone Adrenalin und Noradrenalin bildet.

Objekt: In der Psychologie Person oder Gegenstand, durch den ein Trieb befriedigt werden kann (evtl. ständig wechselnd und mit Körperteilen identisch) bzw. eine Person oder ein Objekt (real oder imaginär), die/das affektive Zuwendung vom Ich erhält.

Ödipus-Komplex: Nach Sigmund Freud (1856–1939) in der ödipalen Phase auftretende Geschlechtsgefühle und Inzestwünsche gegenüber dem gegengeschlechtlichen Elternteil bei gleichzeitigen Haß- und Eifersuchtsgefühlen gegen den gleichgeschlechtlichen, aber auch umgekehrt oder vermischt. Der Begriff bezieht sich auf den Ödipus der griechischen Mythologie, dem Sohn Laios, des Königs von Theben, und der Iokaste. Der Sage zufolge wird Ödipus von seinem Vater in den Bergen ausgesetzt, nachdem diesem von einem Orakel prophezeit worden war, daß sein eigener Sohn ihn töten und anschließend die Mutter ehelichen werde. Doch Hirten finden das Kind und retten es. Jahre später, Ödipus ist mittlerweile zum Jüngling gereift, erfüllt sich schließlich die Prophezeiung des Orakels: Als Ödipus auf dem Weg nach Theben das Gespann des Laios begegnet, kommt es zu einem Streit, in dessen Verlauf er seinen (unerkannten) Vater erschlägt. Ödipus, der vor Theben das Rätsel der Sphinx löst und dadurch die Stadt befreit, erhält daraufhin Herrschaft und Hand der verwitweten Königin, seiner Mutter Iokaste. Aus dieser Verbindung gehen vier Kinder hervor. Als Jahre später die Wahrheit aufgedeckt wird, erhängt sich Iokaste, Ödipus beraubt sich des Augenlichts und wird des Landes verwiesen. Nach Jahren unsteten Bettlerlebens, nur begleitet von seiner Tochter Antigone, findet Ödipus schließlich einen friedvollen Tod im Erinnyenhain auf dem nahe Athen gelegenen Hügel Kolonos.

Östrogene, östrogene Hormone: Im Eierstock – während der Schwangerschaft auch in der Plazenta – gebildete Steroidhormone (Östron, Östradiol), welche die zyklischen Veränderungen im Organismus der geschlechtsreifen Frau steuern. Unter ihrem Einfluß erfolgt u.a. das Reifen und Springen eines Eifollikels (Ovulation) und dessen Umwandlung in einen Gelbkörper sowie der Aufbau der Gebärmutterschleimhaut.

Pelipathia vegetativa (Beckenneuralgie): Sammelbegriff für chronische Schmerzzustände psychovegetativen Ursprungs im kleinen Becken der Frau. Kreuz- und Unterleibsschmerzen (ein- oder beidseitig; durch Menstruation, Anstrengungen, Erschütterung etc. verstärkt), Stuhlverstopfung, Beischlafbeschwerden (auch tastempfindliche Geschlechtsorgane); im allgemeinen ohne organischen Befund.

Perineum: Der »Damm« als Weichteilbrücke (Haut, Muskeln,

Bänder) zwischen After und dem die großen Schamlippen hinten miteinander verbindenden Hautbogen.

Phantasmie, Phantasma: Die bildhafte Vorstellung einer Szene, in der ein Wunsch in Gedanken, nicht aber in der Realität ausgelebt wird. Phanstasmien werden mehr oder weniger bewußt (Träumereien in halbwachem Zustand, Tagträume) oder auch unbewußt (Träume) erlebt und sind von Mensch zu Mensch unterschiedlich ausgeprägt. Wenngleich der Begriff nicht ausschließlich auf den sexuellen Bereich begrenzt ist, so verbinden die meisten Menschen hiermit doch in erster Linie »erotische« Phantasmien.

Phobie: Abnorme, sich entgegen besserer Einsicht zwanghaft aufdrängende Angst, wobei der/die Betroffene versucht, die gefürchtete Situation u.ä. zu meiden. Neben den übersteigerten alltäglichen Ängsten vor Einsamkeit, Krankheit, Tod usw. gibt es i.e.S. die speziellen Phobien wie beispielsweise Klaustrophobie (krankhafte Furcht vor geschlossenen Räumen).

Plateau: Zeitlich begrenzte ebene Erhebung einer Registrierkurve. Die **Plateauphase** innerhalb des sexuellen Reaktionszyklus bezeichnet eine (mehr oder weniger) längere – z.T. willkürlich beeinflußbare – Zeitspanne gleichmäßig starker Erregung, in der sich die sexuellen Spannungen bis zu jener Höhe summieren, auf der die dritte Phase eintritt (Orgasmus).

Plattenepithel: Zelluläres mehrschichtiges Deckgewebe mit oberster Zellage aus flachen, besonders widerstandsfähigen Zellen; Schutz- und Stoffwechselorgan mit der Fähigkeit zur Resorption und Sekretion.

Progesteron: Ein Steroidhormon von zentraler Bedeutung in der Biosynthese der Geschlechtshormone. Progesteron ist das wichtigste der im Gelbkörper des Eierstocks und in der Plazenta gebildeten Gestagene; es bewirkt die Transformation des wachsenden Endometriums und in der Schwangerschaft die Ei-Einistung und Ruhigstellung der Gebärmutter (daher auch die Bezeichnung »Schwangerschafts-hormon«).

Proprio(re)zeptoren: Rezeptoren, die auf im Körperinnern entstehende Reize ansprechen und so als »Steuerkörper« über das vegetative System der – unbewußten – Regelung zahlreicher Körperfunktionen dienen.

Refraktärphase, -periode: Der einem Aktionspotential (Erregung) folgende Zeitraum, in dem die Reizschwelle für die Auslösung eines zweiten Aktionspotentials erhöht ist (verminderte Erregbarkeit).

Schwellkörper *(Corpus cavernosum)*: Blutreiche schwammige Gebilde des Geschlechtstraktes; bei der Frau der paarige, mit dem unteren Schambeinast verwachsene Schwellkörper der Klitoris *(Corpus cavernosum clitoridis)*, beim Mann der mit dem unteren Schambeinast fest verwachsene, zweigeteilte Schwellkörper des Penis *(Corpus cavernosum penis)*.

Sensorisch: Die Sinne bzw. Sinnesorgane betreffend, auf ihnen beruhend.

Sexuelle Reaktion: Genitale Erregung durch (reale oder vorgestellte) sexuelle Reize; sexuelle Reaktionen sind beim Menschen von der Säuglingszeit bis ins hohe Alter möglich.

Sublimation, Sublimierung: In der Psychologie/Psychoanalyse die unbewußte Verlagerung sexueller oder auch aggressiver Triebenergie auf eine nicht sexuelle bzw. nicht gewalttätige Aktivität mit – psychisch verwandten – sozialen, religiösen, sportlichen, künstlerischen oder wissenschaftlich kreativen Zielen.

Thelotismus: Kontraktion der Muskeln von Warzenhof und Brustwarze.

Trieb: Bezeichnet angeborene, gerichtete psychische Kräfte und ist meist von einem Gefühl der Spannung, Unlust oder Lust begleitet. Der Trieb wird unterschieden in allgemeine Triebhaftigkeit allen Erlebens sowie in leibliche (Nahrungs-, Geschlechts-, Schlaf-Trieb) und seelische Triebe (z.B. Streben nach Macht, Einfluß, Erfolg, Schönheit usw.).

Trophik: Ernährungszustand eines Gewebes.

Turgeszenz: Übermäßiger Flüssigkeitsgehalt eines Körpergewebes, das dadurch einen stärkeren *Turgor* (= »Tonus« oder Spannungs- bzw. Erregungszustand) oder eventuell eine Schwellung aufweist.

Vaginismus: Schmerzhafte Kontraktion der äußeren Scheidenmuskulatur.

Venerisch (venereus): Eine Geschlechtskrankheit betreffend, durch Geschlechtsverkehr erworben.

Vestibulum vaginae (Scheidenvorhof): In diesen mündet die Harnröhre (Urethra), der unterste Abschnitt der Harnwege, der vom Blasenmund bis zur Vulva führt und den Urin transportiert.

Literaturhinweise

BAKOS, S.C., *Liebe und Lust der Frauen*, München 1993.

BAKER, R., *Krieg der Spermien. Weshalb nur lieben und leiden, uns verbinden, trennen und betrügen*, Bergisch Gladbach 1999.

CASSEL. C., *Die Sehnsucht nach dem siebten Himmel*, Reinbeck 1986.

CHASSEGUET-SMIRGEL, J. (Hrsg.), *Psychoanalyse der weiblichen Sexualität*, Frankfurt a.M. 1997.

DOLTO, F., *Weibliche Sexualität*, Stuttgart 2000.

FIETZEK, E., *Sexualität als Entwicklungschance*, 1996.

FRIDAY, N., *Befreiung zur Lust*, München 1995.

GRAY, J., *Männer sind anders. Frauen auch*, München 1996.

HÖLZ, U.J., »Frauen und Aids: Zwischen Angst und Vernunft«, in: *Soziologische Studien*, Aachen 1997.

LUCA, R., *Medien und weibliche Identitätsbestimmung*, Frankfurt a. M. 1998.

MENS-VERHULST, J. (Hrsg.), *Töchter und Mütter: Weibliche Identität, Sexualität und Individualität*, Stuttgart 1996.

MIKETTA, G./STIEF, C., *Die neue Lust*, München 1998.

SCHENK, H. (Hrsg.), *Frauen und Sexualität. Ein historisches Lesebuch*, München 1995.

SYDOW, K., *Lebenslust. Weibliche Sexualität von der Kindheit bis ins hohe Alter*, Bern 1993.

TILLMANN, K.-J. (Hrsg.), »Jugend weiblich, Jugend männlich. Sozialisation, Geschlecht, Identiät«, in: *Studien zur Jugendforschung* 19, Opladen 1992.

Register

Die *kursiv* gedruckten Seitenzahlen verweisen auf Abbildungen.

DIE MÄNNLICHE SEXUALITÄT

SYLVAIN MIMOUN · LUCIEN CHABY

Die männliche Sexualität unterscheidet sich grundlegend von der weiblichen – und gerade das Wissen um diese Unterschiede ist wichtig für ein gegenseitiges Verstehen der Partner, für die Vermeidung von Mißverständnissen.
Im ersten Teil dieses Buches widmen sich die Autoren den physischen und psychologischen Aspekten der männlichen Sexualität. Sie thematisieren sexuelle Störungen ebenso wie deren mögliche Behandlung – bevor im zweiten Teil gefragt wird, wie Männer ihre Sexualität ausleben und inwieweit Ängste über mögliches sexuelles Versagen, aber auch Partnerschaftsprobleme das Sexualleben belasten können.

ISBN 3-404-93038-X

Mensch & Wissen

BLT

SCHÖNHEIT UND PLASTISCHE CHIRURGIE

VLADIMIR MITZ

Während die Wiederherstellungschirurgie darauf abzielt, schwere Verletzungen zu heilen oder angeborene Fehlbildungen zu korrigieren, ist die Schönheitschirurgie die vermeintliche Antwort auf das Unbehagen eines Individuums bezüglich seines Äußeren. Vladimir Mitz, Chirurg an den Hôpitaux de Paris, zeigt, daß dieser Wunsch nach immer perfekterer Schönheit Auswirkungen auf die Allgemeinchirurgie hat – Krankheiten dürfen keine Spuren mehr hinterlassen, und die mittels komplizierter medizinischer Verfahren wiedererlangte Schönheit muß natürlich erscheinen.

ISBN 3-404-93016-9

Mensch & Wissen

BLT

DÜFTE UND AROMEN

ALAIN GULLINO

Die Aroma- und Duftstoffe, die der Mensch über spezifische Sinneszellen wahrnimmt, entstammen zumeist pflanzlichen und tierischen Produkten. Viele von ihnen werden jedoch auch synthetisch hergestellt und finden Verwertung in der Industrie.

In unserem kulturellen, sozialen und familiären Umfeld lernen wir, die Geruchs- und Geschmackswelt, die uns umgibt, zu erschließen. Alain Gullino, ein Fachmann aus der Aromaindustrie, möchte mit seinem Buch in erster Linie bewirken, daß ein jeder von uns den Produkten der Industriegesellschaft kritisch gegenübersteht, wozu eine bewußte und intensive Beschäftigung mit den Mechanismen der sensorischen Wahrnehmung unerläßlich ist.

ISBN 3-404-93022-3

Mensch & Wissen

BLT

DER MENSCH UND SEINE GENE

ALBERT JACQUARD

Die Menschen folgen einander von Generation zu Generation. Genetisch sind sie lediglich Verwahrer des kollektiven Erbgutes, das durch Umwelteinflüsse, aber auch durch das menschliche Verhalten verändert wird. Doch die neuen Erkenntnisse der Genforschung hinsichtlich der Bedeutung der Gene und den Mechanismen ihrer Weitergabe eröffnen dem Menschen völlig neue Handlungsmöglichkeiten und konfrontieren ihn mit ungeahnten Zukunftsperpektiven und Fragen: Gibt es ein Idealbild vom zukünftigen Menschen, und dürfen Gentechniker aktiv das menschliche Erbgut verändern?

ISBN 3-404-93006-1

Mensch & Wissen

BLT

Mensch & Wissen
bei

BLT

93001 Jacques-Michel Robert: Das Gehirn
93002 Claude Cadoz: Die virtuelle Realität
93003 Azzedine Guellouz: Der Koran
93004 Michel Quesnel: Jesus Christus
93005 Bernard Faure: Buddhismus
93006 Albert Jacquard: Der Mensch und seine Gene
93007 Jean Bernard: Die Medizin von morgen
98008 Anne Baudart: Die politische Philosophie
93009 Jean Cartelier: Das Geld
93010 Étienne Klein: Die Zeit
93011 Gilles Dowek: Logik
93012 Frédérique Sachwald: Europa und die Globalisierung
93013 Marc Schwob: Schmerz
93014 Lucien Bianco: China
93015 Bernard Faure: Der Tod in den asiatischen Religionen
93016 Vladimir Mitz: Schönheit und plastische Chirurgie
93017 Philippe Hucher: Jazz
93018 Michel Autiquet: Die Psychoanalyse

Mensch & Wissen
bei

BLT

93019 Lionel Honoré: Die Ökonomie – eine Wissenschaft?
93020 Alain Lieury: Das Gedächtnis
93021 Michel Lacroix: Das Böse
93022 Alain Gullino: Düfte und Aromen
93023 Daniel Pinson: Moderne Architektur
93024 Laurent Gagnebin: Protestantismus
93025 Mark Benecke: Kriminalbiologie
94026 Erol Yildiz: Fremdheit und Integration
93027 Alain Lieury: Psychologie
93028 Ivar Ekeland: Chaos
93029 Thomas Wieke: Mobilität
93030 Armin Hüttermann: Australien
93031 Henri Favre: Lateinamerika
93032 Ghislain de Marsily: Wasser
93033 Christian Rémésy: Ernährung und Gesundheit
93034 Henri Lôo/Thierry Gallarda: Depressionen
93035 Nobert Fries: Sprache und Emotionen
93036 Franz Kromka: Mensch und Tier
93038 Sylvain Mimoun/Lucien Chaby: Die männliche Sexualtität